Klassische Texte der Wissenschaft

Herausgegeben von
Prof. Dr. Dr. Olaf Breidbach
Prof. Dr. Jürgen Jost

http://www.springer.com/series/11468

Die Reihe bietet zentrale Publikationen der Wissenschaftsentwicklung der Mathematik, Naturwissenschaften und Medizin in sorgfältig editierten, detailliert kommentierten und kompetent interpretierten Neuausgaben. In informativer und leicht lesbarer Form erschließen die von renommierten WissenschaftlerInnen stammenden Kommentare den historischen und wissenschaftlichen Hintergrund der Werke und schaffen so eine verlässliche Grundlage für Seminare an Universitäten und Schulen wie auch zu einer ersten Orientierung für am Thema Interessierte.

Wolfgang U. Eckart

Herausgeber

Rudolf Virchow und Gustav Adolph Spiess

Cellular-Pathologie versus Humoral- und Solidarpathologie

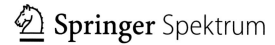 Springer Spektrum

Herausgeber

Wolfgang U. Eckart
Heidelberg, Deutschland

ISBN 978-3-642-41680-4   ISBN 978-3-642-41681-1 (eBook)
DOI 10.1007/978-3-642-41681-1

Die Deutsche Nationalbibliothek verzeichnet diese Publikation in der Deutschen Nationalbibliografie;
detaillierte bibliografische Daten sind im Internet über http://dnb.d-nb.de abrufbar.

Springer Spektrum

Springer-Verlag GmbH Berlin Heidelberg ist Teil der Fachverlagsgruppe Springer Science+Business
Media
(www.springer.com)

Inhaltsverzeichnis

Einführung in die Texte

Wolfgang U. Eckart

Vorbemerkungen

Das vorliegende Bändchen vereint nach 160 Jahren erstmals wieder zwei Schriften, die am Anfang einer ganz neuen Ausrichtung der Pathologie standen, der Zellularpathologie. Ihre Begründung durch Rudolf Virchow mit seinem Aufsatz „Cellular-Pathologie" (1855)[1] im achten Band des von ihm selbst seit 1847 herausgegebenen „Archiv für pathologische Anatomie und Physiologie und für klinische Medizin" sowie durch sein aus einer gleichnamigen Vorlesung entstandenes Buch „Die Cellularpathologie in ihrer Begründung auf physiologische und pathologische Gewebelehre" (1858)[2] haben nicht nur in der Pathologie gänzlich neue Akzente gesetzt, sondern ausnahmslos in allen biologischen Wissenschaften. Während jedoch meist die Vorlesungsveröffentlichung als Markstein der neuen Ausrichtung der Pathologie verstanden wurde, blieb der drei Jahre zuvor veröffentlichte Aufsatz oft unbeachtet; zu Unrecht, denn gerade in ihm wird das programmatische Ringen Virchows um die neue Lehre sehr viel besser fassbar, als in den späteren Publikationen zur Zellpathologie. Wenn nun hier zusammen mit Virchows „Cellular-Pathologie" (1855) auch die im gleichen Jahrgang des Archivs veröffentlichte Gegenschrift des wenig bekannten Frankfurter Arztes und Naturforschers Gustav Adolph Spiess „Die Cellular-Pathologie im Gegensatz zur Humoral- und Solidarpathologie"[3] veröffentlicht wird, so ist dies genau diesem frühen Ringen um die neue Lehre gewidmet. Spiess ist kein prinzipieller Gegner des damals schon großen Meisters der Pathologie, und selbst

---

[1] Virchow (1855, 3–39).
[2] Virchow (1858).
[3] Spiess (1855, S. 303–304).

Wolfgang U. Eckart ✉
Universität Heidelberg, Institut für Geschichte und Ethik der Medizin, Heidelberg, Deutschland
e-mail: wolfgang.eckart@histmed.uni-heidelberg.de

© Springer-Verlag Berlin Heidelberg 2016
W. U. Eckart (Hrsg.), *Rudolf Virchow und Gustav Adolph Spiess*,
Klassische Texte der Wissenschaft, DOI 10.1007/978-3-642-41681-1_1

die „Cellular-Pathologie" ist ihm einleuchtend und wird als wichtige Innovation begrüßt. Spiess wendet sich aber als Autor auf pathophysiologischem Gebiet vehement gegen das von Virchow geradezu apodiktisch erhobene Postulat, dass die Zellularpathologie die „Pathologie der Zukunft" sei. Stattdessen weist er ihr, neben kritischen Anmerkungen zu Virchows unvorsichtigen neovitalistischen Auffassungen von der „Lebenskraft", nur Bedeutung im Sinne einer Säule des noch zu errichtenden Gebäudes einer systematischen pathophysiologischen Forschung zu. Auch diese Auffassung ist visionär, wenngleich sie in der Pathologiegeschichte weitgehend unbeachtet blieb. Woran dies gelegen haben mag, kann hier nur angedeutet werden. Der wichtigste Grund ist vielleicht der, dass sich in der Disziplinentwicklung die Pathophysiologie der letzten 160 Jahre mehr der Physiologie angenähert hat als der klinischen Pathologie. Ein weiterer Grund mag darin liegen, dass Virchow im Überschwang seiner neuen und wichtigen Lehre die stürmischen Entwicklungen der Zell- und Gewebebiologie des folgenden Jahrhunderts noch nicht vorausgesehen hat, Spiess zukünftigen Entwicklungen aber mehr Respekt gezollt hat. Vielleicht aber war es auch schlicht die Angst, an neue wissenschaftliche Systeme zu denken oder gar zu errichten nach all den schlechten Erfahrungen, die man mit dem Sturm spekulativer Systeme des ersten Jahrhundertdrittels gemacht hatte. Virchow wähnte sich zu Recht mit seiner strengen naturwissenschaftlichen Methode nach den naturphilosophischen Strömungen und noch unvollkommenen Bemühungen der „naturhistorischen Schule" nun endlich auf sicherem Terrain. Da lag das Bemühen um die strukturelle Differenzierung der kleinsten Einheiten des Lebens wohl auch näher als ein Nachdenken über neue Systeme der pathologischen Forschung. Fraglos hat sich Rudolf Virchow mit dem Entwurf seiner Zellularpathologie gegenüber kritischen zeitgenössischen Stimmen durchgesetzt, auch wenn seine physiologische und pathologische Zelltheorie noch ganz am Anfang der Zellbiologie stand. Bis zur Erforschung der Zellgenetik, der Entdeckung der chromosomalen Weitergabe der Erbinformation oder bis zur Entschlüsselung der Physiologie anderer komplexer molekularer Strukturen der Zelle neben Kern und Plasma, namentlich der Bedeutung der Chromosomen oder gar der chromosomalen Erbinformation, sollte es noch ein weiter Weg sein[4]. Ebenso wichtig wie Virchows Beiträge zur frühen Erweiterung der Zellularkenntnisse in Physiologie und Pathologie waren sicher aber auch seine wissenschaftstheoretischen Überlegungen. Sie zeigen, dass Erkenntniszuwachs nicht allein, sondern vor allem Theoriebildung und Theoriewandel wahren Erkenntniszuwachs über die einfache Wissensproliferation hinaus gewährleisten. Dieser Beitrag nicht nur zur theoretischen Pathologie, sondern zu einer naturwissenschaftlich orientierten Wissenschaftstheorie ist unlösbar in Rudolf Virchows Zellularpathologie eingewoben.

„Es stimmt zwar", so schreibt 1957 der Züricher Medizinhistoriker Erwin Ackerknecht in seiner bis heute nicht übertroffenen Virchow-Biographie, „daß es Männer, die Geschichte machen, und daß es große Männer gibt. Manche sind reine Zufälle der Ge-

---

[4] Vgl. Cremer (1985).

schichte, sind nur berufen, eine große Rolle zu spielen. Doch einige sind wahrhaft groß –
und Virchow[5] gehört zu dieser Kategorie – und sie wären immer groß gewesen, ganz
gleich, wann und wo sie gelebt hätten. Doch auch die größten der großen Männer bilden nicht nur ihre Zeit und Umgebung, sondern sie werden auch durch sie geformt; sie
sind sowohl Erben als auch Erblasser; sie sind trotz ihrer Einzigartigkeit [...] auf viele Weisen typische Mitglieder ihrer Generation, von Gruppen, von Begegnungen"[6]. Auf
welchen deutschen Arzt des 19. und 20. Jahrhunderts träfe diese einleitende Bemerkung
wohl besser zu, als auf den großen Pathologen, den revolutionären Epidemiologen, Me-
dizinal- und Sozialreformer, den Politiker, den Anthropologen Rudolf Virchow? Erwin
Ackerknecht nennt ihn zurecht „einen typischen Repräsentanten jener Generation liberaler
Wissenschaftler, die den Sieg der Wissenschaften in der deutschen Medizin der zweiten Hälfte des 19. Jahrhunderts"[7] herbeigeführt haben. Noch heute ist der Name Rudolf
Virchows im historischen Bewusstsein nicht nur der Ärzte, sondern auch einer breite-
ren Öffentlichkeit durchaus präsent. Am häufigsten werden mit ihm die Entwicklung der
Zellularpathologie, seine Entwürfe zu einer „medizinischen Reform" im Rahmen des bürgerlichen Revolutionsversuchs von 1848 oder seine Freundschaft mit dem Archäologen
und Troja-Entdecker Heinrich Schliemann in Zusammenhang gebracht. In der breiten Öffentlichkeit vielleicht weniger bekannt ist Virchows Rolle als Politiker, als Abgeordneter
des Preußischen Landtags, des Reichstags und der Berliner Stadtverordnetenversamm-
lung, ist seine massive Opposition gegen den Fürsten von Bismarck, sein entschiedenes
Auftreten im Kulturkampf, seine nach außen engagierte antikoloniale Haltung, wenngleich auch Virchow im Hintergrund Beziehungen zum Deutschen Kolonialverein gepflegt
hat.

Die Grundlegung der *Cellular-Pathologie* (1855)

Rudolf Ludwig Karl Virchow, am 13. Oktober 1821 im hinterpommerschen Schievlbein
als Sohn eines Kaufmannes und Stadtkämmerers geboren, hatte sich – nach seinem Me-
dizinstudium auf der Pepinière der militärärztlichen Akademie zu Berlin – seit seiner
Anstellung an der Charité (1843) mit mikroskopischen Untersuchungen zum inneren Auf-
bau und zur Entstehung der Zellen beschäftigt und sich damit auf ein vielversprechendes
neues Forschungsfeld vorgewagt. Basierend auf der Annahme des Berliner Physiologen
Johannes Müller, „Alle Organisation hebt mit Zellenbildung an" (Müller'sches Gesetz)[8],
vor allem aber ausgehend von den Pflanzenzellstudien des Botanikers Matthias Schlei-

---

[5] Dem Beitrag lagen die Studien von Goschler (2002), Andree (2002), Mazzolini (1988) sowie
die folgenden biographischen Darstellungen zugrunde: Ackerknecht (1957), Winter (1976), Bauer (1982), Vasold (1988), Mann (1991, S. 203–215).
[6] Ackerknecht (1957, S. VIII).
[7] Ebd.
[8] Vgl. Virchow (1847a, S. 207–255), hierzu auch Cremer (1985, S. 90).

den (1804–1881)[9] waren durch den Physiologen Theodor Schwann (1810–1882)[10] diese Untersuchungen im ersten Drittel des 19. Jahrhunderts auch auf das Gebiet der tierischen Gewebe ausgedehnt worden. Eine andere Gruppe von Zell- und Gewebeforschern arbeitete um den Physiologen Johann Evangelista Purkinje (1787–1869). Den früheren Zellforschern ging es vor allem um die Entstehung der Zellen, wobei die Annahme einer spontanen Bildung aus dem Zwischenzellraum (Blastem)[11] gegen die einer Neubildung durch Zellteilung stand. Diese letzte Auffassung setzte sich etwa seit 1845 vor allem unter dem Einfluss des Physiologen Robert Remak (1815–1865) durch, dessen wichtige zellularphysiologischen und in ihren Ansätzen bereits auch schon zellularpathologischen Forschungen etwa in der Geschwulstlehre bis heute unterbewertet sind. Virchow war also nicht der Erste, der nach pathologischen Veränderungen in der Zelle und durch die Zelle suchte, wenngleich er in seiner „Pathophysiologie des Blutes" 1847 bereits vehement den Standpunkt vertritt, dass die pathologische Veränderung des Blutes in erster Linie auf einer pathologischen Veränderung der Zelle basiert[12]. Er war auch nicht der Erste, der behauptete hatte, dass Zellen nur von Zellen abstammen. Diese berühmte Auffassung hatte

---

[9] Schleiden (1804–1881); Jurist (Heidelberg/Hamburg), Botaniker (Göttingen/Berlin). Schleiden formulierte zusammen mit Theodor Schwann, den er bei ihrem gemeinsamen Lehrer Johannes Müller in Berlin traf, die Theorie der Zelle. Sein entscheidender Beitrag hierzu, in dem er die Zelle zum Grundbaustein der Pflanzen und ihre Erforschung als grundlegend für das Verständnis der gesamten Pflanzenphysiologie erklärte, erschien 1838 unter dem Titel „Beiträge zur Phytogenesis" in Müllers Archiv. Jacob Mathias Schleiden (1838, S. 137–176) – Klein (1975, S. 240–245).

[10] Theodor Ambrose Hubert Schwann (1810–1882); Physiologe, Pathophysiologe, Zellforscher. Nach Schwann wurden u. a. die Schwann'sche Scheide der Nervenzellen und die Schwann-Zelle benannt. Er entdeckte 1836 das Pepsin. Schwann ist für die Geschichte der Biowissenschaften vor allem aber durch seine 1839 veröffentlichte Studie „Mikroskopische Untersuchungen über die Übereinstimmung in der Struktur und dem Wachstum der Thiere und Pflanzen" bedeutsam, worin der Gedanke der Zelle als des allgemeinen Grundelementes der gesamten tierischen und pflanzlichen Anatomie zuerst klar ausgesprochen und bewiesen wird. Mit Matthias Schleiden begründete er die Zelltheorie, in der die Zellen erstmals als die grundlegenden Partikel von Pflanzen und der Tiere festgestellt werden. Mit Schleiden unterschied Schwann bereits zwischen einzelligen und mehrzelligen Organismen, erkannte, dass Membranen und Zellkerne zu den grundlegenden Zellbestandteilen gehören und beschrieb sie durch Vergleich von Tier- und Pflanzengeweben. Vitalistische Vorstellungen wies Schwann zugunsten einer mechanistischen Auffassung zurück. (Schwann 1839) – Florkin (1975, S. 240–245).

[11] Durchaus auch noch bei Virchow 1847: „1. Alle Organisation geschieht durch Differenzirung von formlosen Stoff, Blastem [...] 2. Alles Blastem tritt primär flüssig aus den Gefässen aus, Exsudat. 3. Alle Organisation hebt mit Zellenbildung an. (Das Müller'sche Gesetz.) 4. Über eine gewisse Entwicklungsstufe hinaus kann aus Zellen nichts mehr werden; es sind transitorische Bildungen." – Virchow (1847a, S. 218).

[12] Vgl. hierzu Virchow (1847b, S. 547–583, hier S. 565–566): „Hat man aber noch ein Recht dazu, die Frage aufzuwerfen, worin die Veränderung des Bluts [bei der „Leukämie"] eigentlich bestehe? Nein. Wenn die mikroskopische Untersuchung zeigt, dass das relative Verhältnis zwischen rothen und farblosen Blutkörperchen sich geradezu umgekehrt hat, giebt das nicht hinreichenden Aufschluss darüber, dass gerade an dem eigentlichen histologischen Bestandtheil des Blutes, an seinen Zellen, Veränderungen der alleraufälligsten Natur vor sich gegangen sind?"

Virchow zuerst 1855 in seinem programmatischen Aufsatz über die „Cellular-Pathologie"
als „Pathologie der Zukunft" aufgegriffen. Das berühmte Wort „omnis cellula a cellula"
war bereits 1825 durch den französischen Physiologen, Demokraten, Republikaner und
Verschwörer Francois Vincent Raspail (1794–1878) geprägt worden. Virchows Verdienst
liegt darin, dass er das Suchen nach pathologischen Veränderungen der Zelle und durch
die Zelle zum System erhebt, die Zellularpathologie zur wissenschaftlichen Methode entwickelt[13]. Mit ihr fällt das alte Dogma von der spontanen, selbsterregten Zellbildung, der
„generatio aequivoca", die Virchow 1855 in seinem Aufsatz über „Cellular-Pathologie"
offensiv als „Ketzerei oder Teufelswerk"[14] angeht. Für ihn gibt es nur „Leben durch di-
rekte Nachfolge"[15]. Wenn man die „Erblichkeit der Generationen im Grossen" für legitim
halte, so sei es doch gewiss unverdächtig, wenn man dies auch für die Neubildung der
Zellen annehme:

> Ich formulire die Lehre von der pathologischen Generation, von der Neoplasie im Sinne der
> Cellularpathologie einfach: omnis cellula a cellula. – Ich kenne kein Leben, dem nicht eine
> Mutter oder ein Muttergebilde gesucht werden müsste. Eine Zelle überträgt die Bewegung
> des Lebens auf die andere, und die Kraft dieser Bewegung, die möglicherweise, ja ziemlich
> wahrscheinlich eine sehr zusammengesetzte ist, nenne ich Lebenskraft. Daß ich aber keines-
> wegs gewillt bin, diese Kraft zu personificiren, zu einer einfachen und isolirbaren zu machen,
> das habe ich klar genug gesagt. [...] Da wir das Leben in einzelnen Theilen suchen, und
> diesen trotz aller Abhängigkeit, die sie von einander haben, doch eine wesentliche Unabhän-
> gigkeit beilegen, so können wir auch den nächsten Grund der Thätigkeit, durch welche sie
> sich unversehrt erhalten, nur in ihnen selbst suchen. Diese Thätigkeit gehört den durch die
> Lebenskraft in Bewegung gesetzten Molekulartheilchen mit den ihnen immanenten Eigen-
> schaften oder Kräften, ohne dass wir im Stande wären, in oder ausser ihnen noch eine andere
> Kraft [...] zuzuschreiben[16].

Zweifellos handelt es sich bei diesem Zitat um die Kernaussage des Aufsatzes, in dem
Virchow – anders als in der drei Jahre später veröffentlichten Vorlesungsreihe „Cellularpathologie" – die wissenschaftstheoretische Programmatik der neuen Pathophysiologie und
Physiologie auf der Grundlage der Zell-Lehre entfaltet, sich der pragmatischen Anwendung der neuen Doktrin auf bestimmte Gewebe oder Einzelzellen aber noch weitgehend
enthält. Virchow geht es vielmehr um die Etablierung der „Cellular-Pathologie" als einer
einzig auf Erfahrung beruhenden Methode der pathologischen und pathophysiologischen
Forschung. Insgesamt habe man sich inzwischen ja sogar schon daran gewöhnt, „Fragen scharf ins Auge zu blicken, sie methodisch zu verfolgen und Antworten nicht mehr
ausserhalb der Erfahrung zu suchen"[17]. Persönliche „Conflicte" seien auch dabei nicht
auszuschließen, man habe sie aber durchaus mit „Gewinn" auf dem öffentlichen „Kampfplatz" auszutragen, man müsse „Rede und Antwort stehen", in „der Erfahrung Gründe

---

[13] Vgl. Ackerknecht (1957, S. 69–70).
[14] Virchow (1855, S. 3–39, 23).
[15] Virchow (1855, S. 3).
[16] Virchow, (1855, S. 23–24).
[17] Ebd., S. 3.

und Gegengründe anstreben", und sich in „consequenter Untersuchung üben"; kurz, „man
gewöhnt sich an die naturwissenschaftliche Methode"[18]. Neben der neuen Methode, die
auf den dann folgenden Seiten vorgestellt wird, ist es auch die neue Kultur des wissenschaftlichen Diskurses, der hier das Wort geredet wird. Wie ernst Virchow dies auch für
sich als Herausgeber seines „Archiv[s] für pathologische Anatomie und Physiologie und

---

[18] Ebenda. – Die Überwindung des naturphilosophischen Einflusses auf die Physiologie des frühen
19. Jahrhunderts gelang dem Physiologen Johannes Müller (1801–1858). Mit ihm verbindet sich in
Deutschland der Beginn einer empirischen, stark von den naturwissenschaftlichen Grunddisziplinen
beeinflussten Physiologie. Ursprünglich hatte auch Müller für die romantische Naturphilosophie
Interesse entwickelt, sich dann aber unter dem Einfluss seines Lehrers **Carl Asmund Rudol-
phi** (1771–1832) in den Jahren 1823/24 einer eher naturwissenschaftlich orientierten Physiologie
zugewandt. Die Physiologie könne nicht beim „Begriff des Lebens stehen" bleiben. Sowohl der
„Begriff als die Erfahrung", gegründet auf die „genauesten empirischen Erkenntnisse", seien ihre
„Elemente". Erst auf dieser „Spitze" greife das „philosophische Denken die Erfahrung auf, um sie
zu begreifen" (1824). Müllers Arbeiten erstreckten sich auf den **gesamten Bereich der physiologischen Forschung**. Seine Kenntnisse waren universell, seine Methoden modern. Sie basierten vor
allem auf der Anwendung einer vorurteilsfreien Beobachtung sowie auf dem Einsatz qualitativer Ex-
perimentaltätigkeit. Müllers Arbeitsgebiete umfassten die vergleichende Physiologie der Sinne, die
Reflexphysiologie, die Physiologie der Sprachmotorik, die vergleichende Embryologie, insbesondere des Urogenitaltraktes, die Blut- und Lymphchemie, die renale und intestinale Innervation sowie
die Anatomie und Physiologie der exokrinen Drüsen. Grundlegende methodologische Auffassungen
zur neuen Physiologie finden sich im Vorwort der *Bildungsgeschichte der Genitalien* (1830), dane-
ben aber auch in seinem enzyklopädischen *Handbuch der Physiologie des Menschen* (1838–40),
das zwischen 1833/34 und 1837/40 in Koblenz verlegt wurde. Rezeption. Um Müller bildete sich
bald ein Schülerkreis, dem die bedeutendsten Physiologen des 19. Jahrhunderts angehörten. **Carl
Ludwig** (1816–1895), **Hermann von Helmholtz** (1821–1894), **Emile du Bois-Reymond** (1818–
1896), **Albert von Koelliker** (1817–1905) oder **Ernst Wilhelm Brücke** (1819–1892) sind hier zu
nennen. Besonders Helmholtz und Brücke gehörten zu den entschiedenen Verfechtern der Schule
der organischen Physik, die Physiologie ausschließlich auf dem Boden der exakten Naturwissenschaften betreiben wollte und sich im dezidierten Gegensatz zur sog. 'romantischen Physiologie'
oder zu älteren vitalistischen Strömungen sah. Berühmt ist in diesem Zusammenhang die Äußerung
Du Bois-Reymonds in einem Brief an E. Hallmann, in der es hieß: *„Brücke und ich, wir haben
uns verschworen, die Wahrheit geltend zu machen, daß im Organismus keine anderen Kräfte wirksam sind als die gemein physikalisch-chemischen"*. Zu Müllers Schülerkreis gehörten aber auch der
Anatom **Jakob Henle** (1809–1885), der Begründer der Zelltheorie **Theodor Schwann** (1810–1882)
und der anatomische Pathologe **Rudolf Virchow** (1821–1902). Müller hatte durch seine Vorarbei-
ten und durch seine Abkehr von der romantisch-naturphilosophischen Physiologie einen deutlichen
Wendepunkt markiert. Der Durchbruch zu einer naturwissenschaftlichen Physiologie war erfolgt,
wenngleich die neue wissenschaftliche Grundlagendisziplin erst durch die Physiologengeneration
nach Müller konsolidiert werden sollte. Hier sind in Deutschland vor allem Ludwig, v. Helmholtz,
du Bois-Reymond, Brücke und in Frankreich **Claude Bernard** (1813–1878) zu nennen. Zu den
Hauptzielen Ludwigs gehörte es, dem Vorbild der reinen Naturwissenschaften entsprechend, eine
reine, naturwissenschaftlich geprägte Physiologie zu errichten. Dieses Vorhaben ließ ihn zum Kris-
tallisationspunkt der jungen Physiologengeneration werden. Um ihn scharten sich insbesondere die
Müller-Schüler du Bois-Reymond, Helmholtz und Brücke. So programmatisch wie überschwäng-
lich bezeichnete sich die Gruppe selbst als „Firma der organischen Physik". – Vgl. Eckart (2009b,
Sp. 1–7, hier Sp. 5–6).

für die klinische Medizin" nimmt, belegt nicht zuletzt die Tatsache, dass Virchow auch Gustav Adolph Spiess (1802–1875)[19] als Gegner der „Cellular-Pathologie" im Archiv zu Wort kommen lässt, auch wenn er nicht ohne Polemik bereits im ersten Heft des „Archivs" gegen die Auffassungen des Frankfurter Pathophysiologen anschreibt. Virchows „Archiv" ist eben ein solcher „Kampfplatz", auf dem auch „persönliche Conflicte" mit Argumenten ausgetragen werden, ohne dadurch die „Wissenschaft gänzlich [zu] zerspalten".

Virchow sieht die Medizin seiner Zeit in einem dramatischen Umbruch. Die „alten Systeme zerbrachen", statt aber die medizinische Wissenschaft auf ein solides Fundament zu stellen, habe man eher „rathlos unter den Trümmern" und jedes Bruchstück mit „überschwänglicher Hoffnung" bedacht. Entstanden seien auf diese Weise aber nur ein leeres „Formelwerk". So könne freilich ein „Neubau der Medizin" nicht zu Stande gebracht werden. Was man in erster Linie brauche, seien aber nicht Formeln, sondern die „Begründung einer strengeren Methode". Ihr Programm sei bereits 1847 beschlossen[20], unerbittlich rigoros, man müsse aber „immer wieder von Neuem [daran] erinnern":

> Es handelt sich darum, durch eine unnachsichtige Kritik, mochten die Personen auch dadurch verletzt werden, die Illusion zu zerstören. Wir erklärten den Formeln den Krieg und verlangten positive Erfahrungen, die auf empirischem Wege, mit Hülfe und unter Kenntniss der vorhandenen Mittel, in möglichst grossem Maassstabe gewonnen werden müssten. Wir verlangten die Emancipation der Pathologie und Therapie von dem Drucke der Hülfswissenschaften und erkannten als den einzigen Weg dazu die Fernhaltung alles Systematischen, die Vernichtung der Schulen, die Bekämpfung des Dogmatischen in der Medizin. Wir verlangen die Autorität der Thatsachen, die Berechtigung des Einzelnen, die Herrschaft des Gesetzes[21].

Die Gefahr, nach der „Revolution in der Medizin" wieder in den alten bequemen Trott zu fallen, sei groß. Mit „Formeln" könne man es sich „bequem" einrichten, denn sie verlangen kein „Untersuchen" und kein „Nachdenken". Vielen Zeitgenossen sei es wohl wichtiger, „dass man wisse, wo Alles hingehöre". Die neue Methode des wissenschaftlichen Arbeitens habe sich aber gleichwohl inzwischen etabliert und nach den „tumultuarischen" Zuständen in der Phase des Umbruchs, als man sich von Formeln abgewandt habe, sei man nun doch „in einen mehr ruhigen Gang eingelenkt". Das Ziel des Arbeitens sah Virchow in der „Begründung einer pathologischen Physiologie", von der man aber

---

[19] Gustav Adolph Spiess (geb. 4. Dezember 1802, Duisburg; gest. 22. Juni 1875, Frankfurt/M). Nach Stud. in Heidelberg (1823 Promotion), zunächst iun Berlin; 1825/26 Paris, London. Seit April 1827 Arzt in Frankfurt; nach medizinhistorischen Schriften 1844 „Physiologie des Nervensystems" (Braunschweig). Als Hauptwerk erschien 1857 in drei Bänden die „Pathologische Physiologie. Grundzüge der allgemeinen Krankheitslehre" (Frankfurt/M.). In den 1850er Jahren polemische Auseinandersetzungen mit Virchow in dessen „Archiv". In Frankfurt Begründer des Ärztlichen und des Mikroskopischen Vereins, mehrmals erster Direktor der Senckenbergischen Naturforschenden Gesellschaft. Redner auf der Versammlung deutscher Naturforscher und Aerzte in Frankfurt/M. 1867. Kunstmäzen und Förderer der Frankfurter Museumsgesellschaft, des Cäcilienvereins, des Städel'schen Kunstinstituts. Nachrufe: Hoffmann-Donner (1875, S. 228), Schmidt (1875/76, S. 51).
[20] Virchow (1847b, S. 11), Virchow (1855a, S. 3).
[21] Virchow (1855, S. 4).

noch weit entfernt sei. Mit den bislang erreichten „kümmerlichen Bruchstücken" könne man allerdings noch kein System errichten. Bemerkenswert sind auch hier die Bilder, die Virchow vergleichend heranzieht, wenn er den Zustand des bislang auf dem Weg zur neuen Disziplin der „Pathologischen Physiologie" Erreichten beschreibt:

> Da ist noch keine Zeit für Systeme, und man kann es den Lohnarbeitern und Industrierittern in der Wissenschaft überlassen, für diejenigen, die es brauchen, Systeme zusammenzuschmieden. Wie die Cultur sich jenseits des Oceans in neuen Ländergebieten durch Vagabunden und Räuber vorbereitet, so braucht auch die Wissenschaft Pioniere, welche ihr abenteuernder Trieb hindert, an der regelmässigen Arbeit der eigentlichen Forscher Theil zu nehmen[22].

Schon 1847 hatte Virchow den dogmatischen und von der „Wahrheit" weit entfernten Systemen, wie sie überfallartig in die Medizin eingebrochen seien, eine Absage erteilt. „Allgemeine Verwirrung" und ein „unendliches Chaos" seien das Resultat. Zunächst befinde man sich noch in einer

> Zeit der Detail-Untersuchungen. In den letzteren liegt eine gewisse Gefahr des Zurückfallens in einen rohen Empirismus, allein diese Gefahr existiert nur so lange, als man aus einzelnen Detail-Untersuchungen willkürlich allgemeine Schlüsse zieht. Dies ist ein Fehler, welchen der ,systematische Geist der Deutschen' oft genug begangen hat [...], suchen wir die allgemeinen Gesetze aus den Summen der einzelnen Erscheinungen, aber construiren wir nicht Systeme, welche die Erscheinungen aus apriorischen allgemeinen Gesetzen, oder das allgemeine Gesetz aus einzelnen Erscheinungen herleiten. Wir können kein System gebrauchen, bevor nicht unsere einzelnen Erfahrungen ausgedehnt genug sind, um uns die Garantie zu geben, dass das System eine Wahrheit ist[23].

Abenteuerliche Pionierarbeit im Sinne Virchows kann sich auch nicht durch die modebedingte Konzentration auf methodische Hilfstechniken wie etwa das überwiegende Mikroskopieren verwirklichen. Nur zu einem bestimmten Zweck eingesetzt, etwa zur Diagnosebildung, ist selbst die Bedeutung des Mikroskopierens sehr eingeschränkt. „Nur Wenige" seien, so Virchow, „soweit gekommen, dass sie wirklich mikroskopisch denken gelernt haben, und das ist es eben, was wir verlangen". Letztlich sind auch die Physik und die Chemie als Naturwissenschaften wie die Mikroskopie methodische Hilfsmittel der Beobachtung. Entscheidend aber ist, dass der Forscher „diese Mittel methodisch zu benutzen versteht". Bereits 1847 hatte Virchow betont, dass dem Mikroskop für die Medizin zwar eine Bedeutung zukomme, nicht aber „die diagnostische Bedeutung", die man ihm fälschlich beigemessen habe:

> Es ist [...] nothwendig, dass unsere Anschauungen um ebensoviel vorrücken, als sich unsere Sehfähigkeit durch das Mikroskop erweitert hat: die gesammte Medicin muss den natürlichen Vorgängen mindestens 300mal näher treten. Statt neuere Entdeckungen [...] müssen vielmehr auf Grund der Entdeckungen neue Formeln gefunden werden, aber dann dürfen

---

[22] Ebd., S. 6.
[23] Virchow (1847c, S. 3–19, hier S. 9).

wiederum nicht die alten [...] über Bord geworfen, sondern nur nach den neugefundenen zeitgemäss gemodelt werden. Das wird dann die wahre und ‚naturwüchsige' Reform der Medizin durch das Mikroskop, eine Reform, die allen beliebigen Anforderungen der Praxis und Klinik entsprechen und sie dafür reichlich entschädigen wird, dass das Mikroskop an und für sich nicht die diagnostische Bedeutung hat, welche man ihm unter kleinlichen und verkehrten Voraussetzungen zugeschrieben hatte[24].

Zum eigentlichen Kern seiner Publikation, die sich ja ihrem Titel entsprechend nicht nur auf die Methode des naturwissenschaftlich-medizinischen Forschens, sondern speziell auf die Zellularpathologie beziehen sollte, kommt Virchow erst im Zusammenhang mit einer kritischen Würdigung der aktuellen französischen Krebsforschung. Leider sei man aber auch in Paris nicht besonders weit gekommen. So habe Herr Broca[25] in seiner Preisarbeit über den Krebs „am Ende [auch] nichts Wesentliches herausgebracht, was die von ihm so vielfach beschuldigte deutsche Träumerei und Cabinets-Gelehrsamkeit nicht schon gelehrt hätte". Vermutlich liege das daran, dass man „die Sachen zu oberflächlich" fasse: Dass „man an den Kern der Fragen nicht herangeht, insbesondere dass man sich von der naturhistorischen Anschauung noch nicht losmachen kann, [...] nach dem alten Vorbilde der naturhistorischen Klassificationen"[26] bei „pathologischen Producten" gewisse „specifische Eigenschaften"[27] vorauszusetzen. Diese Auffassung lehnt Virchow rundheraus ab. Vielmehr seien alle „pathologischen Formen [...] entweder Rück- und Umbildungen oder Wiederholungen typischer physiologischer Gebilde"[28]. Alle anderen phantasiereich erdachten Strukturen, die manche Zeitgenossen als ursächlich für Neubildungen ausersehen hätten, so etwa Schuh[29] die „Hohlkolben und structurlosen Blasen" oder die Blase des

---

[24] Virchow (1847a, S. 255).

[25] Pierre Paul Broca (1824–1880), französischer Arzt, Anatom und Anthropologe. Mitglied der Académie de médicine, korrespondierendes Mitglied der Berliner Gesellschaft für Anthropologie, Ethnologie und Urgeschichte, der auch Virchow als Gründungsinitiator angehörte; seit 1858 Mitglied der Gelehrtenakademie Leopoldina. Nach Broca wurde neben einer Reihe anderer, besonders neuroanatomischer Strukturen oder neuropathologischer Störungen auch eine schwere Sprachstörung benannt, die sogenannte Broca-Aphasie, sowie die entsprechende Gehirnregion (Broca-Areal) dieser Störung. Broca beschrieb 1878 erstmals auch den „großen limbischen Lappen", der heute als limbisches System bekannt ist. Darüber hinaus hat sich Broca durch sein ganzes Forscherleben intensiv mit Problemen der menschlichen Anthropologie im Kontext von Evolutions- und Rassenlehre befasst. – Vgl. Schiller (1992), Blanckaert (2010).

[26] Vgl. hierzu Eckart, Naturhistorische Schule, in: Enzyklopädie der Neuzeit, (Eckart 2009a, Sp. 7–10): „In erster Linie galt ihre Aufmerksamkeit der exakten Beobachtung symptomatischer Krankheitsphänomene, um so zu exakten, reproduzierbaren Krankheitsbildern zu gelangen und ein nach Klassen, Familien, Gruppen und Arten eingeteiltes System der Krankheiten zu schaffen. Folgerichtig wurden philosophisch übergeordnete Kriterien der Krankheitsentstehung abgelehnt, ohne allerdings den Schritt in die naturwissenschaftliche Betrachtung normaler und pathologischer Körperzustände bereits zu vollziehen. Krankheiten wurden von der N. als lokalisierbare (Lokalismus) Prozesse gedeutet, die schließlich in ein zusammenhängendes Ganzes (der Krankheit) einmünden".

[27] Virchow (1855, S. 12).

[28] Ebd., S. 14.

[29] Schuh (1854).

Herrn Engel[30] mit ihren Markraum, führten letztlich in die Irre. Immerhin habe dies die junge Generation der Wiener Schule der Klinischen Medizin bereits erkannt[31]. Es helfe alles nichts:

> Wir müssen nun einmal auf das Einfache, Ursprüngliche zurück, wenn wir die Entwicklung übersehen wollen, und dieses Einfache ist nicht der Hohlkolben oder wenn man will, die Zotte, die Papille, die Granulation, die Warze, sondern es ist und bleibt die Zelle[32].

Das „unsterbliche Verdienst von Schwann" liege übrigens nicht so sehr in seiner Zelltheorie, sondern in seiner Gewebelehre, in der er klar zeige, dass jedes Gewebe letztlich auf eine Zelle zurückzuführen sein. Gelte dies aber in der gesunden Physiologie, so müsse es auch in der Pathologie gelten, sei doch das kranke Leben im Grunde nichts anderes als ein gehemmtes Gesundes und die „Pathologie nur die Physiologie mit Hindernissen"[33].

Hier erweist sich Virchow nicht nur als dezidierter Verfechter der strengen Zell- und Gewebelehre in Physiologie und Pathologie, sondern auch als unstrittiger Repräsentant der naturwissenschaftlichen und nicht mehr der naturhistorischen Schule. Zellen sind für ihn die „eigentlichen Heerde des Lebens und demnach auch der Krankheit"[34]. Darin liegt für Virchow auch der entscheidende Grund für eine Ablehnung der neuen Krasenlehre Rokitanskys, die er allerdings für eine Neuauflage der alten Humoralpathologie hält: „Das Leben residiert also nicht in den Säften als solchen, sondern nur in den zelligen Theilen derselben". Aus dieser Perspektive ist Zellularpathologie zugleich Solidarpathologie, denn in den Zellen habe man ein „wenn auch nur sehr bedingtes Festes" vor sich. Gänzlich abzulehnen sei aber auch eine „Humoralpathologie in ihrer geläuterten Form"[35] durchaus nicht. Vielmehr gelte es, „Beides, Humoral- und Solidarpathologie in einer empirisch begründeten Cellularpathologie zu vereinigen. Eine solche wird, wie ich zuversichtlich hoffe, die Pathologie der Zukunft werden"[36].

Probleme ergeben sich vor dem Hintergrund dieser klar formulierten naturwissenschaftlich-zellularpathologischen Methode für Virchow allerdings aus der Frage, was denn das Leben der Zelle antreibe. Virchow entschließt sich hier, den alten Begriff der „Lebenskraft" zu wählen, allerdings nicht, um auf diese Weise die verborgene Existenz „besonderer vitaler Kräfte" ausserhalb der Zellen zu postulieren, wie ihm der Frankfurter Pathologe und Naturforscher Gustav Adolf Spiess vorwirft[37]. Nur die Zelle ist lebend und

---

[30] Josef Engel (1816–1899), österreichischer Pathologe und Anatom. 1840–44 Assistent für pathologische Anatomie bei Rokitansky, 1844–49 Prof. für topographische, seit 1847 auch für pathologische Anatomie und Physiologie in Zürich, 1849–54 o. Prof. für pathologische Anatomie in Prag, 1854–74 Prof. am Josephinum in Wien.
[31] Heschl (1854, S. 143).
[32] Virchow (1855, S. 14–15).
[33] Ebd., S. 15.
[34] Ebd., S. 17.
[35] Ebd., S. 18.
[36] Ebd., S. 16.
[37] Ebd., S. 22.

reizbar[38]. Von einer „Selbsterregung des Lebens" kann keine Rede sein. „Neoplasie" im Sinne der Zellularpathologie meint immer nur „Omnis cellula a cellula", nicht mehr, aber auch nicht weniger[39]. Es existiert in den Lebewesen kein „Spiritus rector" im Sinne einer „Specialtätigkeit" neben der durch Nerven erregten „formativen und nutritiven Bewegung". Entscheidend sind ausschließlich die „immanenten Eigenschaften oder Kräfte[n]" der „Moleculartheilchen", ohne dass man im Stande sei, „in oder ausser ihnen noch eine andere Kraft, möge man sie nun Bildungs- oder Naturheilkraft" nennen, als wirksam zu erkennen[40]. Damit war auch dem Vitalismus des 18. Jahrhunderts eine klare Absage erteilt. Ohne erkennbaren Herrscher bilden die Zellen auf diese Weise in den Geweben einen demokratischen Staat:

> Der Spiritus rector fehlt; es ist ein freier Staat gleichberechtigter, wenn auch nicht gleichbegabter Einzelwesen, der zusammenhält, wenn die Einzelnen aufeinander angewiesen sind, und weil gewisse Mittelpunkte der Organisation vorhanden sind, ohne deren Integrität den einzelnen Theilen ihr notwendiger Bedarf an gesundem Ernährungsmaterial nicht zukommen kann[41].

Was nun in Virchows Aufsatz noch folgt, sind überwiegend Präzisierungen und Differenzierungen seiner Zelllehre: Kerne und Membranen als eher beständige Elemente der Zelle, ihr Inhalt als der mehr veränderliche Teil; das Verhältnis von Funktion und Nutrition, Tonus und Probleme der Kohäsion. Darauf kann im Rahmen einer Einführung in den Text nicht ausführlicher eingegangen werden. Von entscheidender Bedeutung aber ist das zellularpathologische Credo Virchows am Schluss seiner Abhandlung, in dem noch einmal die grundsätzliche Bedeutung der neuen Lehre betont wird:

> Wenn wir nun eine Cellular-Pathologie als Grundlage der medicinischen Anschauung fordern, so handelt es sich um die concreteste, vollkommen empirische Aufgabe, in der von aprioristischer oder willkürlicher Speculation keine Rede ist. Alle Krankheiten lösen sich zuletzt auf in active oder passive Störungen grösserer oder kleinerer Summen der vitalen Elemente, deren Leistungsfähigkeit je nach dem Zustande ihrer moleculären Zusammensetzung sich ändert, also von physikalischen und chemischen Veränderungen ihres Inhalts anhängig ist. [...] Der praktische Arzt aber wird, wenn er sich einmal durch eigene Anschauung von der feinen Einrichtung des Leibes überzeugt hat, sich leicht daran gewöhnen können, seine Erfahrungen in Einklang mit dieser Anschauung zu setzen, und [...] mikroskopisch zu denken[42].

Bemerkungen wie diese zeigen, dass es Virchow nicht nur um den reinen Ergebniszuwachs in seiner Wissenschaft ging, sondern dass ihm die Methode des wissenschaftlichen Arbeitens, die Abkehr von aprioristischen Systemen und die vorurteilsfreie Annäherung an die Pathobiologie des Menschen ging.

---

[38] Ebd., S. 25.
[39] Ebd., S. 23.
[40] Ebd., S. 24.
[41] Ebd., S. 25.
[42] Ebd., S. 38–39.

Gustav Adolph Spiess (1802–1875): Die Cellular-Pathologie im Gegensatz zur Humoral- und Solidarpathologie

Die Kritik des Frankfurter Arztes, Pathophysiologen und Naturforschers G. A. Spiess fällt betont unpolemisch aus; im Gegenteil bemüht sich Spiess sogar um einen geradezu freundlichen Ton, findet er sich doch „in vielen wesentlichen Punkten mit der Ansicht" seines „geehrten Freundes vollkommen einverstanden"[43]. Gleichwohl sind die kritischen Anmerkungen des „Freundes" zu Virchows programmatischem Aufsatz im ersten Heft des Archiv-Bandes von 1855 durchaus als fundamental zu bewerten, wenngleich nicht prinzipiell im Hinblick auf das Grundkonzept der „Cellular-Pathologie". Mit ihr scheint Spiess durchaus einverstanden zu sein, nicht aber mit einer Reihe ihrer Einzelbedingungen und vor allem nicht mit dem Anspruch ihres Verfassers, mit ihr geradezu eine „Pathologie der Zukunft" geschaffen zu haben. Diesen Anspruch hält Spiess für wesentlich verfrüht, denn es sei tatsächlich noch „unendlich viel mehr zu thun übrig, [...] bis alle materiellen Veränderungen, deren der menschliche Organismus fähig ist, genau erforscht sind". Hier stehe man allenfalls am Anfang einer Entwicklung, deren Ende durch die „Wissenschaft" vielleicht niemals erreicht werde[44]. Im Hinblick auf die eigentliche „Cellular-Pathologie" scheint Spiess eine Reduktion auf das Grundgesetz Virchows „Omnis cellula a cellula" für einen unzulässigen Reduktionismus, denn selbst wenn man die „elementaren Zellen" auf das „Vollständigste und genaueste erkannt hätte", bliebe doch immer noch die Frage nach den „eigenthümlichen Kräften der lebenden organischen Substanz, also nach den Lebenskräften der einzelnen Gewebe, namentlich auch der elementaren Zellen, sowie nach dem Begriff und Wesen des organischen Lebens überhaupt"[45] unbeantwortet. Mit der Beantwortung solcher Fragen aber betrete man erst wirklich das Gebiet der Pathologischen Physiologie, während Virchow mit seiner Zelllehre noch ganz in der Pathologischen Anatomie stehe. Wenn Virchow aber das „Eigenthümlichste des organischen Lebens", nämlich „Erregbarkeit, Irritabilität und Excitabilität" nun „namentlich auch für die elementaren Zellen in Anspruch" nehme, während man solche Kräfte früher allenfalls für den „lebenden Organismus als Ganzem" oder für die Muskelfaser oder das Nervensystem habe gelten lassen, dann müsse man „diese Auffassung des Lebens, wie sie von Virchow seiner Cellularpathologie zu Grunde gelegt wird, als eine Rückfall in den frühen abstrakten Vitalismus" bezeichnen[46]. Letztlich nämlich werde es unmöglich sein, „nach bloss physikalischen und chemischen Gesetzen und aus den Molecularkräften" prinzipiell Lebenskraft herzuleiten[47]. Richtig sei zwar an der Zellularpathologie, dass „Leben" stets nur das „Produkt vorhergegangenen Lebens"[48] sei. Die sich nun unmittelbar aufdrängende Frage, woher denn Leben dann eigentlich seinen Ursprung habe, beantwortet

---

[43] Spiess (1855, S. 303–304).
[44] Ebd., S. 306.
[45] Ebd., S. 309.
[46] Ebd., S. 310.
[47] Ebd., S. 311.
[48] Ebenda.

Spiess metaphysisch; Leben sei, wenn man nur weit genug zurückgehe, ein „ursprünglich erschaffenes, nicht aus sich selbst entstandenes" und man dürfe auch „gar nicht versuchen, dasselbe weiter zu klären". Mit einer solchen Argumentation erweist sich Spiess nur folgerichtig als Anhänger der metaphysisch-materialistisch geprägten Lebensphilosophie und Pathologie des Leipziger Philosophen und Arztes Hermann Lotze[49], der hierzu in seiner *Allgemeinen Pathologie* die richtigen Bemerkungen gemacht habe: So, wie es keinem Astronomen einfallen würde, die „erste Entstehung der Himmelskörper" nach den Gesetzen der Gravitation erklären wollen, auch wenn sich die spätere Bewegung der Gestirne nur auf diese Weise erklären lasse, so würde es auch „kein verständiger Physiologe" wagen, die „erste Entstehung des Lebens aus blos physikalischen und chemischen Gesetzen herleiten zu wollen", auch wenn „kein tiefer blickender Physiologe daran zweifeln" würde, dass das einmal geschaffene Leben von nichts anderen als physikalischen und chemischen Kräften „regiert" werde und nur solchen Gesetzen folge[50].

Weiterhin irre Virchow, wenn er die Gesetzmäßigkeit des Lebens mit der einer abgeschossenen Kugel oder der eines Himmelskörpers vergleiche. Vielmehr sei das organische Leben immer und überall das „Product zweier Factoren, eines Inneren und eines äusseren". Als inneren Faktor müsse man die „lebendige Form, das Produkt vorhergegangenen Lebens" bezeichnen, ganz gleich, ob es sich um eine einzelne Zelle oder einen komplexen Organismus handele. Bei den äußeren Faktoren hingegen handele es sich um die „Einwirkung der äusseren Natur mit ihren sogenannten Lebensreizen, die stets nur nach physikalischen und chemischen Gesetzen erfolgen können, weil in der äusseren unorganischen Natur jedenfalls keine anderen Kräfte herrschen als physikalische und chemische"[51]. Interessant ist, dass Spiess wenig später diesen äußeren Faktoren auch innere zugesellt, wie sie sich etwa bei den Nahrungsreizen oder bei den Nerven- und Muskelreizen zeigen, und dabei unmerklich auf ein Gebiet gerät, das er noch nicht als Stoffwechsel bezeichnet, diesen aber wohl bereits meint[52]. Insgesamt aber folge aus der organischen Reizbarkeit niemals etwas anderes als die „eigenthümliche Weise, mit der der lebende organische Kör-

---

[49] Rudolf Hermann Lotze (1817–1881); Philosoph und Arzt und eine der zentralen Figuren der akademischen Philosophie des 19. Jahrhunderts. Lotze wurde in Bautzen geboren, besuchte das Gymnasium in Zittau, studierte in Leipzig, promovierte dort in Philosophie und habilitierte sich 1839 in Medizin und 1840 in Philosophie. 1844 wurde er als Professor nach Göttingen berufen, wo er seine wichtigsten Arbeiten verfasste. Teile seines Alterswerkes, vor allem sein System der Philosophie, verbinden sich mit Berlin, wohin er 1880 berufen wurde. Wichtige Schriften bis 1855: *Metaphysik*, Leipzig 1841; *Allgemeine Pathologie und Therapie als mechanische Naturwissenschaften*, Leipzig 1842; Logik, Leipzig 1843; Allgemeine Physiologie des koerperlichen Lebens, Leipzig 1851; Medicinische Psychologie oder Physiologie der Seele, Leipzig 1852. – Als Physiologe verwarf er 1843 in seiner Abhandlung *Leben und Lebenskraft* den (unkritischen) Vitalismus. Seinen wissenschaftlichen Standpunkt bezeichnete Lotze als teleologischen Idealismus, indem die Metaphysik ihren Anfang nicht in sich selbst, sondern vielmehr in der Ethik habe. – Schischkoff (1982, S. 416).
[50] Spiess, (1855, S. 312).
[51] Ebd., S. 313–314.
[52] Ebd., S. 320.

per gegen äussere chemische und physikalische Reize reagiere"[53]. Jedes darüber hinaus
gehende Postulat einer noch dazu personifizierbaren „vitalen Kraft" sei reine Spekulation.
Dies freilich bedeute nicht, dass die „organische Reizbarkeit" der Wissenschaft bekannt
sei, vielmehr handele es sich bei ihr um eine „ganz unbekannte Grösse, deren Werth durch
die Wissenschaft erst bestimmt werden soll". Spiess bedauert, dass die Idee des „abstracten Vitalismus" immer noch Gültigkeit besitze:

> Der abstracte Vitalismus ist aber auch heutzutage noch mit dem Wissen der meisten Physio-
> logen und Aerzte so fest und innig verwachsen, dass ihnen die organische Reizbarkeit als ein
> sicheres und sehr werthvolles Besitzthum erscheint, das man sich um keinen Preis schmälern,
> beschränken oder gar rauben lassen darf, während sie doch umgekehrt die unbekannte Grösse
> ist, die wir nur in dem Grade uns zu eigen machen und zur weiteren Benutzung gewinnen, in
> welchem wir sie auflösen und vernichten[54].

Im Grunde sei nichts dagegen einzuwenden, die innere Reizbarkeit der Zellen als Irritabilität oder Excitabilität zu bezeichnen. Wenn man aber beginne, darunter mehr als nur
die Namen zu verstehen, ja sogar in diesen Bezeichnungen den „hinlänglichen Grund"
für Veränderungen in den Zellen sehe, dann verfalle man leicht dem früheren abstracten
Vitalismus[55] oder begebe sich doch zumindest in die Gefahr, ihm zu verfallen[56].

Neben dieser zweifellos nicht ganz unberechtigten Kritik an abstrakt-vitalistischen
Vorstellungen Virchows problematisiert Spiess grundsätzlich mit Blick auf die Zellularpathologie, dass es möglicherweise ein Trugschluss sei, die Erforschung der unendlich
„verwickelten" Verhältnissen des Organismus vom Einzelverständnis der Zellen her zu
erforschen und so immer weiter auf das Zusammenwirken im „grösseren Ganzen" des
Organismus zu schliessen. Eine solche „Trennung und Isolierung" des Einzelnen sei nicht
möglich[57]. Die pathologische Physiologie aber müsse auf das Zusammenwirken im Ganzen sehen, sonst bleibe sie nichts als pathologische Anatomie:

> Gerade diese organische Verbindung ist ja eben so sehr ein Ausdruck des Gesamtlebens
> des Organismus, wie die Form jedes besonderen Elementes der Ausdruck des Einzellebens
> desselben ist, und beide bedingen sich gegenseitig; [. . .] jede Trennung des Zusammengehö-
> rigen, jede nur einseitige Betrachtung führt hier stets zu Irrthümern[58].

Auch und gerade bei den Zellen zeige sich doch, dass sie sich immer, und habe man
sie noch so sehr isoliert, „in stetiger und vollständiger Anhängigkeit von den äusseren
Einwirkungen" befänden, und es sei nicht „vitale Erregung", die sie zur Veränderung
veranlasst, sondern alle „Veränderungen" sind erst das „Product des Zusammenwirkens
der Zellen und ihrer ganzen Umgebung"[59]. Spiess lehnt also hier nicht nur den Rückfall

---

[53] Ebd., S. 316.
[54] Ebd., S. 319.
[55] Ebd., S. 321.
[56] Ebd., S. 322.
[57] Ebd., S. 323–324.
[58] Ebd., S. 324.
[59] Ebd., S. 329.

Virchows auf abstrakt-vitalistische Ideen ab (den „neuen Vitalismus Virchow's" in naher „Verwandschaft mit dem früheren Vitalismus"[60]), sondern postuliert für die pathologische Physiologie den Blick auf die Gesamtheit der Veränderungen in einem zusammenwirkenden Organismus.

Die Äusserungen Spiess' zur alten Humoral- und Solidarpathologie sind geradezu vernichtend. Es handele sich hier um Erscheinungen aus der „allerersten Kindheit der Wissenschaft"[61]. Wer aber der Krasenlehre Rokitanskys[62] anhänge, die „noch vor Kurzem so viele Köpfe verrückt" gemacht, ihr „ephemeres Dasein aber schon ziemlich geendigt" habe, der zeige nur, dass er „weder von der Physiologie, noch von der Entwicklungsgeschichte der Medizin" begründete Kenntnisse habe[63]. Ganz anders verhalte es sich mit dem Komplex der Muskelreizbarkeit „des grossen Haller", die bis heute dazu veranlasse, die Bedeutung des Nervensystems für den „lebenden Organismus" immer genauer zu erkennen. Auf diese Weise sei durch William Cullen[64], wenngleich noch unvollkommen, eine Nervenpathologie als „erste wissenschaftliche Pathologie" überhaupt entstanden[65].

Zusammengefasst fordert Spiess mit seinem kritischen Beitrag zur „Cellular-Pathologie" Virchows, die er für zu dogmatisch, für zu unvollkommen und für zu isoliert hält, als dass man auf ihr eine „Pathologie der Zukunft" gründen könne, den Schwenk zu einer systematischen Pathophysiologie, die den Organismus in Gesundheit und Krankheit als Gesamtheit sieht und ihn nicht in seine kleinen und kleinsten Elemente zergliedert. Die Gegenwart habe noch keinen Sinn für das, „was sie systematische Wissenschaft" nennt. Man fürchte sich noch vor den alten „Systemen, weil man dabei immer nur an die früheren

---

[60] Ebd., S. 333.

[61] Ebd., S. 337.

[62] Rokitansky, Carl von (1804–1878), österr. Pathologe. Rokitanskys Krasenlehre baute auf zeitgenössischen humoralpathologischen Theorien der Pariser klinischen Medizin (bes. G. Andral's) auf. Grundlage der Krankheiten seien je charakteristische Veränderungen des Blutplasmas bzw. der in ihm befindlichen Eiweißkörper, wobei R. ein System verschiedener Dyskrasieformen entwarf. Rokitansky glaubte, mit dem Plasma des Blutes ein omnipotentes „Blastem" vor sich zu haben, aus dem sich alle Gewebe, so auch der Faserstoff des Blutes, entwickeln könne. Örtliche Anomalien oder Dyskrasien des Blutes als Ausdruck „präexistenter Erkrankungen des Gesamtblutes" sind verantwortlich für die Entstehung aller möglichen Formen „lokaler Krankheitsprozesse". R's Theorie wurde v. R. Virchow und anderen als spekulativ scharf kritisiert u. daraufhin v. R. in der Neubearbeitung seines Werkes gestrichen. Hb. der pathol. Anat., 3 Bde., Wien 1842–46 (Bd. 1, 1846; Bd. 2, 1844; Bd. 3, 1842; Neubearb.: 1855–1861). – Vgl. Eckart (2005, S. 306).

[63] Spiess (1855, S. 339).

[64] Cullen, William C. (1710–1790, seit 1751 Prof. der Med. in Glasgow, wo er aber tatsächlich Chemie als Lehr- und Forschungsgebiet wahrnahm, seit 1755 Prof. der Chem. u. Med. in Edinburg. Seit 1757 hielt C. klin. Vorlesungen, seit 1761 äußerst beliebte Lehrveranstaltungen über Materia medica; sodann war er Prof. der Physiol., seit 1770 Prof. der Med. C. war ein ausgezeichneter Lehrer und ein in ganz Europa berühmter Arzt. Mit seinem vierbändigen Werk *First Lines of the Practice of Physick, for the use of students* (1776–1789) übte er nachhaltigen Einfluss auf die Medizin seiner Zeit aus und begründete damit die Neuralpathologie. Nach C. werden alle Krankheitsvorgänge vom gesteigerten oder verminderten Tonus des Nervensystems hervorgerufen, das von einem Fluidum erfüllt und stets in Bewegung ist.

[65] Spiess (1855, S. 338).

phy[!]losophisch-spekulativen Systeme" denke. Dabei werde übersehen, dass auch „jede empirische Wissenschaft ihr empirisches System haben" könne, ja haben müsse, wenn sie „bewusste Wissenschaft" sein wolle[66]. Anzustreben sei eine eben solche systematische empirische Pathophysiologie. Die Zellularpathologie liefere hierzu einen Beitrag, bleibe aber noch pathologische Anatomie. Als solche sei sie nur eine der „Säulen, wenn auch vielleicht die mächtigste und wichtigste, auf denen das reiche Gebäude der pathologischen Physiologie, die wirkliche Pathologie der Zukunft zu ruhen" habe[67].

Von der frühen „Cellular-Pathologie" Virchows zum Zellenstaat: Die Politisierung der Pathologie

Im Jahre 1858 publiziert Virchow sein neues pathologisches Konzept erstmalig umfassend unter dem Titel „Die Cellularpathologie in ihrer Begründung auf physiologische und pathologische Gewebelehre"[68]. Diese Publikation basierte auf 20 Vorlesungen, die Virchow von Februar bis April 1858 am Pathologischen Institut zu Berlin gehalten hatte. Der 37jährige Pathologe war zwischenzeitlich Arzt, Prosektor und Dozent an der Berliner Charité gewesen, in dieser Stellung durch den preußischen Kultusminister wegen seines Verhaltens während der 1848er Revolution gekündigt, bald wieder eingestellt worden, war 1849 als Ordinarius für Pathologische Anatomie und Physiologie nach Würzburg und 1856 wieder zurück nach Berlin berufen worden.

Seine neue Zelllehre ging davon aus, dass sie allein den „einzig möglichen Ausgangspunkt aller biologischen Doktrinen" bilden könne. Die Zelle selbst sei die kleinste aller und das Tier nichts anderes „als eine Summe vitaler Einheiten, von denen jede den vollen Charakter des Lebens an sich" trage:

> Der Charakter und die Einheit des Lebens kann nicht an einem bestimmten einzelnen Punkte einer höheren Organisation gefunden werden, z. B. im Gehirn des Menschen, sondern nur in der bestimmten, constanten wiederkehrenden Einrichtung, welche jedes einzelne Element an sich trägt. Daraus geht hervor, dass die Zusammensetzung eines größeren Körpers, des sogenannten Individuums, immer auf eine Art von gesellschaftlicher Einrichtung herauskommt, einen Organismus socialer Art darstellt, wo eine Masse von einzelnen Existenzen auf einander angewiesen ist, dass jedes Element [...] für sich eine besondere Thätigkeit hat, und dass jedes, wenn es auch die Anregung zu seiner Thätigkeit von anderen Theilen her empfängt, doch die eigentliche Leistung von sich selbst ausgehen lässt[69].

An dieser Stelle leuchtet 1858 eine für Virchow typische Charaktereigenschaft auf, die sich durch sein gesamtes wissenschaftliches Werk zieht: Das fortgesetzte Bemühen, Parallelen zwischen biologischen, wissenschaftlichen, politischen und sozialen Phänomenen

---

[66] Ebd., S. 341.
[67] Ebd., S. 340.
[68] Berlin 1858.
[69] Virchow (1858, S. 17).

zu finden. Erwin Ackerknecht hat gezeigt, dass diese Vergleiche ebenso brillant wie banal bis grotesk sein konnten[70]. Tief empfunden, durchdacht und überzeugend vorgetragen waren sie aber sicherlich im Bereich der Zellularlehre, die für Virchow entschieden mehr als nur ein biologisches Konzept darstellte. Bereits 1855 ist ihm der lebende Organismus

> ein freier Staat gleichberechtigter, wenn auch nicht gleich begabter Einzelwesen, der zusammenhält, weil die Einzelnen auf einander angewiesen sind, und weil gewisse Mittelpunkte der Organisation vorhanden sind, ohne deren Integrität den einzelnen Theilen ihr nothwendiger Bedarf an gesundem Ernährungsmaterial nicht zukommen kann. Denn allerdings kann nicht jede Zelle sich ihre Ernährungsstoffe beliebig weit herholen[71].

Ein Vergleich mit der durch den römischen Geschichtsschreiber Livius überlieferten Körper-Staat-Metaphorik des Menenius Agrippa bei der Zurückführung der auf den Mons sacer, den heiligen Berg, ausgezogenen Plebejer in die Stadt Rom drängt sich hier förmlich auf. Während es sich bei der dem Menenius in den Mund gelegten Parabel vom Magen und den übrigen Gliedern des Körpers[72] um eine oligarchische Körper-Staat-Metaphorik handelt, ist Virchows Zellenstaat demokratisch angelegt. Hierin, so schreibt er 1860, liegt auch der

> Unterschied, dass nach der cellularen Anschauung die Theile des Körpers eine gesellschaftliche Einheit und nicht, wie im Sinne der humoralen und solidaren Schulen, eine despotische oder oligarchische Einheit bilden. Das erkennt die glückliche Praxis längst an, denn sie weiss, dass die eigentlich wirksame Behandlung der Kranken in einer verständigen Localtherapie begründet ist und dass die sogenannten Allgemeinbehandlungen erfolglos sind, wenn sie nicht (zuweilen gegen die Absicht des Therapeuten) eine örtliche Wirkung haben[73].

Bemerkenswert ist, dass Virchow sich nicht nur als forschendes Individuum eines übergeordneten erkenntnisleitenden Interesses den Zellstrukturen des Organismus zuwendet, sondern sich ihn auch, quasi als Anwalt eines biologischen „dritten Standes" verpflichtet fühlt. In seiner Zellularpathologie heißt es:

> So ist es denn gewiss keine unbillige Forderung, dass dem grösseren, wirklich existirenden Theile des Körpers, dem „dritten Stande", auch eine gewisse Anerkennung werde, und wenn diese Anerkennung zugestanden wird, dass man sich nicht mehr mit der blossen Ansicht der Nerven als ganzer Theile, als eines zusammenhängenden einfachen Apparates, oder des Blutes als eines blossen flüssigen Stoffes begnüge, sondern dass man auch innerhalb des Blutes und des Nervenapparates die ungeheure Masse kleiner wirksamer Centren zulasse[74].

Der Zellularkörper ist Virchows Vergleichsmodell, seine „Personen sind die Zellen"[75], seine Zellen Personen, was ihm das „Individuum im Großen", das ist ihm „die Zelle im

---

[70] Ackerknecht (1957, S. 35).
[71] Virchow (1855, S. 25).
[72] RE (1931, S. 840–843).
[73] Virchow (1860, S. 1–14, 5).
[74] Virchow (1858, S. 21).
[75] Virchow (1880, S. 1–19, 185–228, 7), Mann (1991, S. 209).

Kleinen"[76],[77]. Noch deutlicher als in seinen beiden ersten Abhandlungen über Zellularpathologie der Jahre 1855 und 1858 wird die Analogie zwischen Staatsbürger und Zelle
1879 in einem Beitrag über „die neueren Fortschritte in der Pathologie mit besonderer
Beziehung auf öffentliche Gesundheitspflege und Aetiologie", wo es heißt:

> Die Zelle ist so gut der eigentliche Bürger, der berechtigte Repräsentant der Einzel-Existenz,
> wie jeder von uns beansprucht, es in der menschlichen Gesellschaft in dem Staate, wie er
> eben konstituirt ist, zu sein[78],[79].

So viel zu den Übertragungen staatskundlicher Begriffe auf den zellulären menschlichen Organismus. Dem *Arzt* Rudolf Virchow allein wären Analogien der geschilderten Art
vielleicht nicht in solcher Häufigkeit aus der Feder geflossen. Hierzu bedurfte es vor allem
auch des sozial engagierten *Politikers* Rudolf Virchow. Bereits in seinen politischen Akti-
vitäten im Zusammenhang mit der bürgerlichen Revolution von 1848 wird deutlich, dass
Virchow „objektiv [. . .] im menschlichen Körper eine Verfassung" wiederentdeckte, „für
die er politisch kämpfte und die er in der Gesellschaft als natürliche ansah. Sein liberales
und republikanisches Denken findet hier Nahrung. Zelle und Individuum, Zellstaat und
Menschenstaat sind natürliche Entsprechungen"[80]. Der 1992 verstorbene Medizinhistoriker Gunter Mann hat auf diese Zusammenhänge in einer seiner letzten Arbeiten zurecht
hingewiesen. Wichtig für Virchow ist indessen die klare Bedeutungshierarchie seiner beiden großen Betätigungsfelder. In erster Linie will er Arzt sein und danach erst Politiker.
Die Medizin ist für Virchow politische Methodik schlechthin, nicht etwa nur Instrument
der Politik. In einem Vergleich zwischen der romantisch-naturphilosophisch verstrickten
Medizin der vornaturwissenschaftlichen Ära mit dem vorrevolutionären Herrschaftsstaat
schreibt Virchow im März 1849:

> Aus den Aerzten waren Priester geworden, welche die Medizin knechteten. Allein die Me-
> dicin emancipirte sich, wie sich der Staat und die Schule emancipiren, bis der Process der
> Emancipation der Gesellschaft beendigt sein wird. Zunächst müssen dann die Aerzte wieder
> Priester werden, die Hohenpriester der Natur in der humanen Gesellschaft. Aber mit der Ver-
> allgemeinerung der Bildung muss diese Priesterschaft sich wiederum in das Laienregiment
> auflösen und die Medicin aufhören eine besondere Wissenschaft zu sein. Ihre letzte Aufgabe
> als solche ist die Constituirung der Gesellschaft auf physiologischer Grundlage"[81]. – „Ob-
> wohl dem Wortlaut nach nur Heilkunst, hat sich die wissenschaftliche Medizin die Aufgabe
> gesetzt und stellen müssen, die einzige Lehre vom Menschen zu enthalten.[82].

---

[76] Virchow (1855, S. 19), Mann (1991, S. 209).

[77] Virchow (1855, S. 23–24).

[78] Virchow (1879, S. 96–107, 99), Mann, (1991, S. 209).

[79] Virchow (1855, S. 3).

[80] Mann (1991, S. 209).

[81] Virchow (1849b, S. 218).

[82] R. Virchow, in: Gesammelte Abhandlungen zur wissenschaftlichen Medizin, 31, hier zitiert nach
Ackerknecht (1957, S. 36).

Allein vor diesem Hintergrund sind die vielleicht bekanntesten Sätze des Arzt-Politikers Virchow zu interpretieren, die er auf dem Höhepunkt der 1848er Revolution in der von ihm und Rudolf Leubuscher herausgegebenen Kampfzeitschrift „Die medicinische Reform"[83],[84] zuerst publiziert hat. Am 10. Juli 1848 heißt es bereits im Editorial dieser Zeitschrift: „Die Aerzte sind die natürlichen Anwälte der Armen und die sociale Frage fällt zu einem erheblichen Teil in ihre Jurisdiction"[85]. Am 3. November 1848 äußert sich Rudolf Virchow in einem Leitartikel der „Medizinischen Reform" über die Aufgaben des Armenarztes. Er geißelt darin die Not der Armenärzte, denen durch eine „maaslose Concurrenz" würdiger Lohn vorenthalten werde, ebenso wie das Los der „armen Kranken", die sich gezwungenermaßen „von einem oben her bestimmten Arzte behandeln" lassen müssen; Ärzte und Kranke seien so zwangsläufig „in die politisch-sociale Opposition gedrängt" worden:

> Diese Verhältnisse mussten nothwendig die Armen und die Aerzte erbittern; beide mussten allmählich mehr und mehr von der Ueberzeugung durchdrungen werden, dass sie die Opfer falscher gesellschaftlicher Grundsätze waren. Die Gesellschaft schuf sich selbst ihre Feinde. Das Proletariat wurde von Tag zu Tag unruhiger; unklare Gedanken von Menschenwohl und Menschenwürde begannen sich in ihm zu regen, und wurden von wühlerischen Elementen zu immer allgemeinerer Agitation benutzt, einer Agitation, der gegenüber, wie man sagt, die europäische Civilisation auf dem Spiele steht. Und wer kann sich darüber wundern, dass die Demokratie und der Socialismus nirgend mehr Anhänger fand als unter den Aerzten? Dass überall auf der äußersten Linken, zum Theil an der Spitze der Bewegung Aerzte stehen? Die Medicin ist eine sociale Wissenschaft, und die Politik ist weiter nichts als Medicin im Großen[86].

Beide Zitate belegen nochmals die Wertehierarchie von Medizin und sozialer Politik. Das soziale Engagement der Medizin, die Sozialmedizin schlechthin, markiert einen der wesentlichsten Charakterzüge ärztlicher Tätigkeit, Politik aber ist nichts anderes als sozialmedizinische Tätigkeit mit anderen Maßstäben. Wenn der Staat sich diesen Aufgaben der Politik entzieht, oder ihnen nur ungenügend nachkommt, steht seine Existenzberechtigung auf dem Spiel. Am 4. August 1848 formuliert Virchow dies in aller Schärfe:

> Es genügt also nicht, dass der Staat jedem Staatsbürger die Mittel zur Existenz überhaupt gewährt, dass er daher jedem, dessen Arbeitskraft nicht ausreicht, sich diese Mittel zu erwerben, beisteht; der Staat muss mehr thun, er muss jedem soweit beistehen, dass er eine gesundheitsgemäße Existenz habe. Das folgt einfach aus dem Begriff des Staats als der sittlichen Einheit aller Einzelnen, aus der solidarischen Verpflichtung aller für alle; [...] wenn der Staat es zulässt, dass durch irgendwelche Vorgänge, sei es des Himmels, oder des täglichen Lebens Bürger in die Lage gebracht werden, verhungern zu müssen, so hört er rechtlich auf, Staat zu sein, er legalisiert den Diebstahl (die Selbsthülfe) und beraubt sich jeden sittlichen

---

[83] Benutzt wurde der photographische Nachdruck der Ausgabe Berlin 1848/49, Hildesheim/New York 1975.

[84] Virchow (1855, S. 4).

[85] Virchow (1848, S. 2).

[86] Ebd., (1848, S. 125).

Grundes, die Sicherheit der Personen oder des Eigenthums zu wahren. Dasselbe ist der Fall, wenn er es zulässt, dass ein Bürger gezwungen wird, in einer Lage zu beharren, bei der seine Gesundheit nicht bestehen kann[87].

Was aber soll dann an die Stelle des Staates treten, wenn dieser insbesondere in Seuchenzeiten in der beschriebenen Weise versagt hat? Auch hier ist die Aussage Virchows klar: „In solchen Zeiten wird die öffentliche Gesundheitspflege souverän, der Arzt gebietet"[88]. Im Falle des Staatsversagens in gesundheitlichen Fragen geht also dessen Souveränität an die öffentliche Gesundheitspflege und damit an die Ärzteschaft über. Virchow spricht hier nicht mehr und nicht weniger als die Staatsform der Iatrokratie an, deren Existenzberechtigung sich aber wohlweislich nur auf Notzeiten erstrecken soll.

So beeindruckend die revolutionären Forderungen Rudolf Virchows in der Kampfzeitschrift „Die Medizinische Reform" auch klingen, so beunruhigend seine Analogien zwischen Herrschaft und ärztlicher Tätigkeit auf dem Feld der öffentlichen Gesundheitspflege der sozialen Medizin auch sein mögen, so erstaunlich fragmentarisch und wenig zusammenhängend, gelegentlich auch maßlos überdehnt wirken sie doch in ihrer konzeptionellen Ausrichtung. Zwar eröffnet sich ein Körper-Staat-metaphorisches Kaleidoskop, und viele politische Denkanstöße werden geliefert, aber eben keine in sich geschlossenen staatstheoretischen Konzepte. Virchow war ein brillanter pathophysiologischer Forscher und zweifellos auch ein höchst engagierter Sozialpolitiker, sein staatstheoretisches Denken freilich bleibt im besten Sinne des Wortes dilettantisch[89].

Vermutlich wäre es auch verfehlt, von dem Arzt Rudolf Virchow die Entwicklung einer eigenständigen Staatstheorie, eines gesellschaftlichen Modells zu erwarten. Das revolutionäre Kampfblatt „Die medicinische Reform", das bis zu seiner Einstellung im Juni 1849 knapp zwölf Monate erschienen war, verstand sich als Organ für praktische Reformvorschläge. Ausgehend vom Beispiel der periodischen medizinischen Presse in Frankreich, die ihre „Aufgabe unmittelbar nach den Tagen des (revolutionären) Februar begriffen" und „die sociale (nicht die socialistische) Medizin an die Spitze ihrer Artikel gestellt" habe[90], sollte die neue Zeitschrift in Deutschland dem gleichen Zweck dienen. An den Entwurf staatstheoretischer Konstrukte oder an die staatsphilosophische Überhöhung einer Körper-Staat-Metaphorik oder gar einer Ärzteherrschaft (Iatrokratie) war nicht gedacht. Virchow selbst, der praktisch orientierte Arzt und Politiker, hat die Grenzen des biologistisch orientierten Analogieschlusses zwischen Kosmos, Mensch, Welt und Staat bereits 1862 in aller Deutlichkeit festgelegt:

Der Kosmos ist kein Bild des Menschen, der Mensch kein Bild der Welt! Es giebt keine andere Aehnlichkeit des Lebens als wieder das Leben. Man kann den Staat einen Organismus nennen, denn er besteht aus lebenden Bürgern; man kann umgekehrt den Organismus einen

---

[87] Ebd., 4. August 1848, S. 22.
[88] Ebd., 25. August 1848, S. 45.
[89] Vgl. zum älteren Dilettantismus bzw. zur Begriffs- und Kulturgeschichte des Dilettantentums Christine Heidemann: Dilettantismus als Methode – Dion (2005, S. 41–47).
[90] Virchow (1848, S. 1), 10. Juli 1848.

Staat, eine Gesellschaft, eine Familie nennen, denn er besteht aus lebenden Gliedern gleicher Abstammung. Aber damit hat das Vergleichen ein Ende[91].

Nicht die Theoriebildung an sich oder der Analogieschluss als Selbstzweck ist Ziel des anatomisch-pathologischen Forschens und des politischen Beobachtens bei Virchow. Es ist vielmehr die Konsequenz der Methode des Forschens und Beobachtens, die Konsequenz des Suchens nach vergleichbaren Strukturen in der Biologie und nach vergleichbaren Phänomenen in der Politik zum Zwecke des angemessenen Handelns, der praktischen Therapie, in der Medizin im Kleinen, in der Politik im Großen.

In zwei sozialmedizinisch ebenso wie sozialpolitisch bedeutsamen Arbeiten, denen ausgedehnte Feldstudien vor Ort vorausgegangen waren, wird die Methodik des sozialmedizinischen Analysierens, Diagnostizierens zum Zwecke des sozialpolitischen Therapierens besonders deutlich. Es handelt sich hierbei zum einen um die 1849 publizierten „Mitteilungen über die in Oberschlesien herrschende Typhus-Epidemie"[92], mit deren Abfassung Virchow im Februar 1848 durch das preußische Kultusministerium beauftragt worden war, zum anderen um die „medicinisch-geographisch-historische Skizze" über die „Not im Spessart"[93]. Ihr war eine ausführliche Beobachtungsreise von Würzburg aus vorausgegangen. Beide Schriften markieren den Beginn sozialhygienischer Bemühungen im deutschsprachigen Raum. Beiden Schriften liegt eine methodisch beeindruckende sozialmedizinische Analyse und Diagnosestellung zugrunde, beide Schriften sind eine Anklage gegen Hunger und Krankheit, und beide Schriften verlangen nach einer politischen, nicht nach einer medizinischen Therapie: „Die Medicin, als eine sociale Wissenschaft, als die Wissenschaft vom Menschen, hat die Pflicht, solche Aufgaben zu stellen und ihre theoretische Lösung zu versuchen; der Staatsmann, der praktische Anthropolog, hat die Mittel zu ihrer Lösung" zu finden. Klar erkennt Virchow, dass der Typhus-Epidemie in Oberschlesien viel weniger ärztliche Versorgungsdefizite als politische und soziale Unzulänglichkeiten zugrunde liegen. Klar wird auch die Diskrepanz zwischen den gesundheitspolitischen Staatszielen einer „medicinischen Polizey" noch ganz im Sinne des aufgeklärten Absolutismus und der praktischen Unzulänglichkeit eines papierproduzierenden Medizinalbeamtenstabes:

> Preußen war stolz auf seine Gesetze und seine Beamten. In der That, was stand nicht Alles gesetzlich fest! Nach dem Gesetz durfte der Proletarier die Mittel fordern, die ihn vor dem Hungertode sicherten; das Gesetz garantirte ihm Arbeit, damit er sich jene Mittel selbst erwerben könne; die Schulen, diese so gepriesenen preußischen Schulen, waren da, um ihm Bildung zu gewähren, welche für seinen Stand nothwendig waren; die Sanitätspolizei endlich hatte die schöne Bestimmung, über seine Wohnung, seine Lebensart zu wachen. Und welches Heer wohlgeschulter Beamten stand bereit, diesen Gesetzen Ausdruck zu verschaffen! Wie drängte sich dieses Heer überall in die privaten Verhältnisse ein, wie überwachte es die geheimsten Beziehungen der „Unterthanen", um ihr geistiges und materielles Wohlsein

---

[91] Virchow (1862, S. 35–76, 55 f.), hier zitiert nach Mann (1991, S. 209).
[92] Virchow (1849a, S. 143–322).
[93] Virchow (1852).

vor einer zu großen Steigerung zu bewahren, wie eifrig bevormundete es jede voreilige oder
ungestüme Regung des beschränkten Untertanen-Verstandes! Das Gesetz war da, die Beamten waren da, und das Volk – starb zu Tausenden Hungers und an Seuchen. Das Gesetz half
nichts, denn es war nur beschriebenes Papier; die Beamten halfen nichts, denn das Resultat
ihrer Thätigkeit war wiederum nur beschriebenes Papier. Der ganze Staat war allmählich ein
papierner, ein großes Kartenhaus geworden, und als das Volk daran rührte, fielen die Karten
in buntem Gewirr durcheinander[94].

Die Therapiemaßnahmen, die Virchow für Oberschlesien fordert, lesen sich wie der
politische Forderungskatalog des bürgerlichen Revolutionsversuchs von 1848 insgesamt:
volle und unumschränkte Demokratie, Bildung mit ihren Töchtern Freiheit und Wohlstand, die nationale Reorganisation Oberschlesiens, Volksunterricht auf der breitesten
Grundlage, Waisenhäuser als Seminarien der Gesittung und Bildung, die absolute Trennung der Schule von der Kirche, ein freisinniger Unterricht auf der Grundlage einer
positiven Naturanschauung, Rechtsgleichheit und Selbstregierung in Staat und Gemein-
de, ein gerechtes und direktes Besteuerungssystem und die Aufhebung aller Vorrechte
der besitzenden Klasse sowie der speziellen (feudalen etc.) Lasten der ärmeren Klassen, eine Staatsverfassung, die das Recht des Einzelnen auf eine gesundheitsgemäße
Existenz unzweifelhaft feststellt, populäre Unterweisungen in Ackerbau und Viehzucht,
Vorratshäuser, Fabrikanlagen und schließlich die „Association der Besitzlosen, damit
sie durch diese Association in die Reihe der Genießenden eintreten können, damit die
Menschen einmal aufhören, blosse Maschinen Anderer zu sein"[95]. Virchow ist mit die-
sen Forderungen kein Sozialist, schon gar kein Kommunist und er ist im strengen Sinne
des Revolutionsbegriffes kein Revolutionär, sondern Reformer. Er verlangt nicht die
Abschaffung der besitzenden Klasse und die Inthronisation der Besitzlosen; seine Re-
formbestrebung zielt auf eine „Association der Besitzlosen Arbeit mit dem Capital des
Staats oder der Geldaristokratie oder der vielen kleinen Besitzer". Dies sei „das einzige
Mittel, um den socialen Zustand zu bessern. Capital und Arbeitskraft müssen mindestens gleichberechtigt sein und es darf nicht mehr die lebendige Kraft dem todten Capital
unterwürfig sein"[96].

Virchows Bericht über die „Not im Spessart" spricht nicht mehr die Sprache der bürgerlichen Revolution von 1848, aber er atmet noch ihren Geist. Auch hier erkennt der Arzt
Virchow die katastrophale Situation der von Typhus und Fleckfieber geschüttelten, völlig
verarmten Landbevölkerung; der Sozialmediziner und Sozialpolitiker Virchow diagnos-
tiziert aber auch die grenzenlose Verelendung der ländlichen Bevölkerung als Folge von
Erbteilung und Güterzersplitterung. Hieraus resultieren Armut, Not und Hunger als Faktoren der „Prädisposition für Krankheiten der verschiedensten Art"[97], aber auch „die grosse
Ungebundenheit des socialen Lebens, welches nicht selten zur äussersten geschlechtli-

---

[94] Virchow (1849a, S. 218).
[95] Ebd., S. 223–235.
[96] Ebd., S. 235.
[97] Virchow (1852, S. 56).

chen Immoralität und zu einer vollständigen Auflösung des Familien-Verbandes führt"[98]. „Bildung, Wohlstand und Freiheit", so die abschließende Forderung des Sozialmedizi-ners Virchow, „sind die einzigen Garantien für die dauerhafte Gesundheit eines Volkes". Verglichen mit dem umfangreichen Schlussplädoyer, das Virchow seinen „Mitteilungen über die oberschlesische Typhus-Epidemie" angefügt hatte, ist der Schluss seiner Darstel-lung von der „Not im Spessart" formelhaft verkürzt. Gleichwohl ist auch sie entschieden kritisch und verbirgt, den veränderten politischen Grundbedingungen Rechnung tragend, viele der gleichgerichteten politischen Forderungen im Hauptteil des Textes.

Über beiden Schriften steht quasi als Motto eine Feststellung, die Virchow bereits 1848 im Zusammenhang mit der Typhusepidemie in Oberschlesien formuliert hatte:

> Die Medicin hat uns unmerklich in das sociale Gebiet geführt und uns in die Lage gebracht, jetzt selbst an die grossen Fragen unserer Zeit zu stossen. Bedenke man wohl, es handelt sich für uns nicht mehr um die Behandlung dieses oder jenes Typhuskranken durch Arzneimittel und Regulirung der Nahrung, Wohnung und Kleidung; nein, die Cultur von 1 1/2 Millionen unserer Mitbürger, die sich auf der untersten Stufe moralischer und physischer Gesunkenheit befinden, ist unsere Aufgabe geworden[99].

Vergleicht man die zellularpathologische Diagnostik Virchows mit seiner sozialpoli-tischen, so weist die Methodik beider Vorgehensweisen eine deutliche Parallelität auf. In der Zellularpathologie ist es die lokale, zelluläre Situation, die den Arzt interessiert, die ihm Aufschlüsse über Ursprung, Verlauf und Behandlungsmöglichkeiten von Krank-heitsprozessen liefert. In der Soziallehre, der sozialen Medizin, der Sozialpolitik ist es die örtliche soziale Situation, die der Arzt zu analysieren hat, die ihm Anhaltspunkte für eine Diagnose liefert und Wege zur Therapie weist. Die lokalistische Betrachtungsweise liefert die methodische Grundlage für beide Seiten ärztlichen Handelns.

Der zellularpathologischen Methode, der Sorgfalt in der pathologischen Analyse und Diagnostik, der Vorsicht und Zurückhaltung in der wissenschaftlichen Bewertung ist der Arzt Rudolf Virchow ebenso treu geblieben wie der Politiker Virchow seinen demokrati-schen Prinzipien und seinem sozialen Engagement. Über den Lebensweg Rudolf Virchows in der zweiten Hälfte des 19. Jahrhunderts als ärztlicher Wissenschaftler, besonders aber als ärztlich denkender bürgerlicher Politiker, wäre noch manches zu sagen. Seine Tätig-keit als Berliner Stadtverordneter, die er vor allem zur Durchsetzung hygienischer und sozialhygienischer Maßnahmen in Berlin nutzt, seine Tätigkeit als preußischer Abgeord-neter, Mitbegründer und Führer der Fortschrittspartei, sein Kampf gegen die Politik von „Blut und Eisen" Bismarcks, den er seit 1861 im preußischen Abgeordnetenhaus, seit 1880 als Mitglied des Deutschen Reichstags führte, sind die wichtigsten Wegmarken in der politischen Laufbahn Virchows. Begebenheiten wie etwa die Duellforderung auf Pis-tolen, die Bismarck Virchow am 3. Juni 1861 überreichen ließ, kennzeichnen diesen Weg ebenso wie brillante Redeleistungen Virchows im Deutschen Reichstag. Ethnologie, Ras-senlehre, aber auch Archäologie sind weitere Interessen- und Forschungsschwerpunkte

---

[98] Ebd., S. 15.
[99] Virchow (1849a, S. 223).

des Pathologen und Politikers Virchow vor 1900. In bemerkenswerten programmatischen Reden und Vorträgen, wie etwa auf seiner Rektoratsrede[100] vom 15. Oktober 1892, ist er darüber hinaus entschieden für die Freiheit von Forschung und Lehre eingetreten. Am 5. September 1902 starb Rudolf Virchow an den Folgen eines schweren Unfalls und einer nachfolgenden Lungenentzündung in Berlin. Ein Jahr zuvor noch, anlässlich seines 80. Geburtstags, waren ihm höchste Ehrungen zuteil geworden.

Gunter Mann hat bereits auf das vergleichsweise geringe Interesse hingewiesen, das Sozialwissenschaftler und Historiker dem Arzt und Politiker bis heute entgegengebracht haben. Und völlig zurecht betont, dass viele seiner „klassischen Aufsätze [. . .] durchaus im Geschichtsunterricht unserer Schulen wertvolle Quellen über die demokratische Bewegung in unserem Volke sein"[101] könnten und, so darf ergänzt werden, auch sollten. Den Nationalsozialisten war der Demokrat Rudolf Virchow verhasst. In einem propagandistischen Spielfilm des Jahres 1939, der Robert Koch gewidmet war, und in einem Bismarck-Spielfilm des folgenden Jahres wird Virchow gründlich diffamiert. Der Versuch einer Ehrenrettung durch den Freiburger Pathologen Ludwig Aschoff[102] aus dem Jahre 1940 ist blass und verfälschend. Kulturpropagandistisch[103] soll Virchow im Sinne der Nationalsozialisten von Aschoff für „Wissenschaft und Weltgeltung" vereinnahmt werden. Der Verfasser, der schon im Vorwort seine Gegnerschaft zu Virchow „in innerpolitischer Beziehung" betonen muss, hebt die wissenschaftliche Bedeutung des Pathologen hervor, verschweigt und verleugnet aber die Rolle des Politikers und Soziallehrers. Gerade die Einheit aber von zellularem, biologischem und sozialpolitischem Denkens ist es, die am Beispiel des Zellenstaates vielleicht am klarsten hervortritt und die Persönlichkeit Virchows am treffendsten charakterisiert.

---

[100] Virchow (1892).

[101] Mann (1991, S. 215).

[102] Aschoff (1940).

[103] In einem Brief an seinen Sohn Jürgen vom 12. Februar 1940 schreibt Aschoff: „Ich habe ja wieder auf Wunsch eines Prof. Brinckmann eine Abhandlung über Virchow verbrochen, die gerade jetzt in der Korrektur ist. Sie erscheint in einer Reihenfolge ,Geist der Nationen' und soll propagandistisch die Auswirkung des deutschen Geistes in der Welt zeigen". – Aschoff (1966, S. 434).

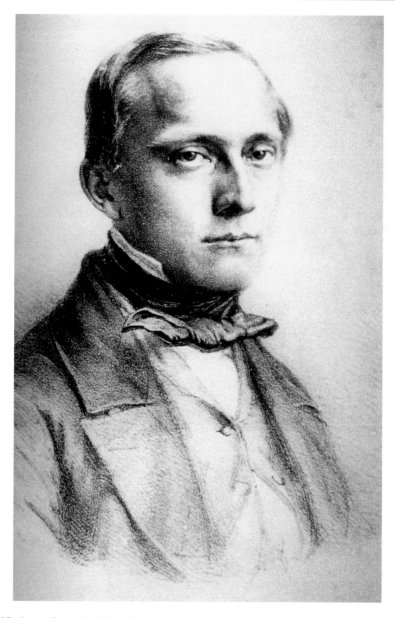

Rudolf Virchow – Portrait 1849; Bildsammlung Geschichte der Medizin Heidelberg

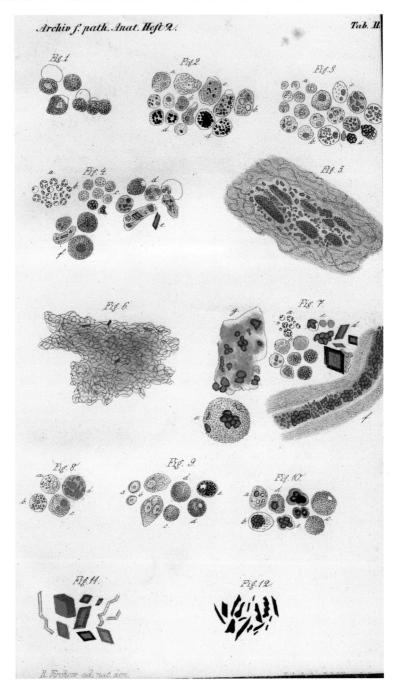

Krebszellen (1847), kolorierte Lithographie nach Handzeichnungen Virchows; Quelle: Virchow, Rudolf: Zur Entwicklungsgeschichte des Krebses, nebst Bemerkungen über Fettbildung im thierischen Körper und pathologische Resorption, in: Archiv für pathologische Anatomie und Physiologie und für klinische Medizin I (1847), S. 94–204, Tafel II

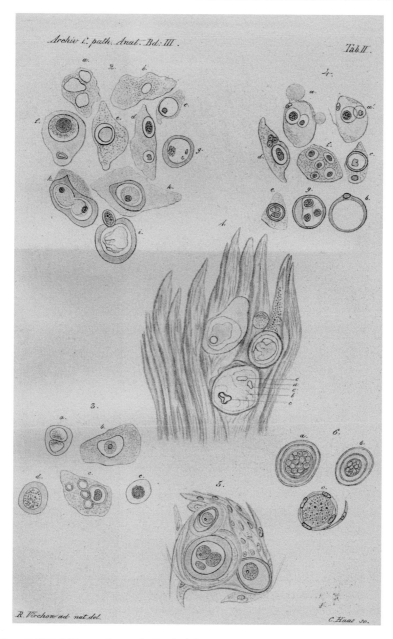

Krebszellen (1851), Lithographie nach Handzeichnungen Virchows; Quelle: Virchow, Rudolf: Die endogene Zellenbildung beim Krebs, in: Archiv für pathologische Anatomie und Physiologie und für klinische Medizin, 3 (1851), S. 197–248, Tafel II

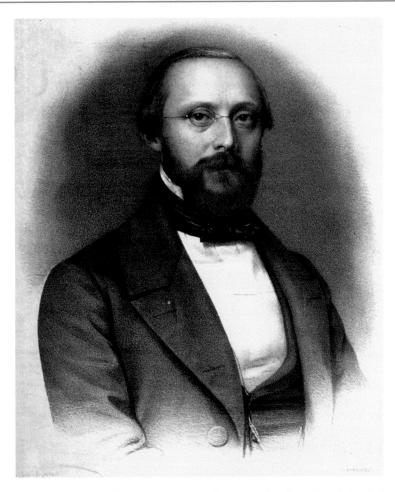

Rudolf Virchow – Portrait um 1860; Lithographie v. Georg von Engelbach (1817–1894); Bildsammlung Geschichte der Medizin Heidelberg

Literatur

Ackerknecht, Erwin H.: Rudolf Virchow – Arzt, Politiker, Anthropologe, Stuttgart 1957.

Andree, Christian: Rudolf Virchow: Leben und Ethos eines großen Arztes, München 2002.

Aschoff, Ludwig: Rudolf Virchow. Wissenschaft und Weltgeltung (= Geistiges Europa, Bücher über Geistige Beziehungen europäischer Nationen, Bd. 5), Hamburg 1940.

Aschoff, Ludwig: Ein Gelehrtenleben in Briefen an die Familie, Freiburg i. Br. 1966.

Bauer, Arnold: Rudolf Virchow – der politische Arzt (= Preußische Köpfe, 6), Berlin 1982.

Blanckaert, Claude: De la race à L'Évolution – Paul Broca et l'anthropologie française (1850–1900). Paris 2010.

Cremer, Thomas: Von der Zellenlehre zur Chromosomentheorie – Naturwissenschaftliche Erkenntnis und Theorienwechsel in der frühen Zell- und Vererbungsforschung, Berlin/Heidelberg 1985.

Marc Dion, Recherchen zur Phänomenologie der Naturwissenschaften, Diss. phil., Giessen 2005, S. 41–47 (http://geb.uni-giessen.de/geb/volltexte/2006/3803/pdf/HeidemannChristine-2005-12-16.pdf).

Eckart, Wolfgang U. (o.J.a): Naturhistorische Schule, in: Enzyklopädie der Neuzeit, Bd. 9, Sp. 7–10.

Eckart, Wolfgang U. (o.J.b): Physiologie, in. Enzyklopädie der Neuzeit, Bd. 10, Sp. 1–7.

Eckart (o.J.c), Blut, in Enzyklopädie der Neuzeit, Bd. 2, S. 306.

Eckart, Wolfgang U.: Rudolf Virchows „Zellenstaat" zwischen Biologie und Soziallehre, in: *Geheimnisse der Gesundheit*, 1994, 239–353.

Florkin, Marcel: Schwann, in: Dictionary of Scientific Biography, Vol. XII (1975), S. 240–245.

Goschler, Constantin: Rudolf Virchow: Mediziner – Anthropologe – Politiker, Köln/Weimar/Wien 2002.

Heidemann, Christine: Dilettantismus als Methode – Marc Dions Recherchen zur Phänomenologie der Naturwissenschaften, Diss. phil., Giessen 2005.

Heschl (Pathologische Anatomie, Wien 1854, S. 143.

H. Hoffmann-Donner, in: Jahresbericht über die Verwaltung des Medizinalwesens der Stadt Frankfurt a. M. 19 (1875)

Klein, Marcel: Schleiden, in: Dictionary of Scientific Biography, Vol. XII (1975), S. 240–245.

Mann, Gunter: Rudolf Virchow (1821–1902), in: Klassiker der Medizin, hrsg v. D. v. Engelhardt u. Fritz Hartmann, Bd. 2, S. 203–215.

Mazzolini, Renato: Politisch-biologische Analogien im Frühwerk Rudolf Virchows, Marburg 1988.

RE, Neue Bearb., Bd. 29 (1931), S. 840–843.

Sander, Kathrin Elisabeth: Organismus als Zellenstaat: Rudolf Virchows Körper-Staat-Metapher zwischen Medizin und Politik, Freiburg 2012.

Schiller, Francis: Paul Broca – Founder of French anthropology, explorer of the brain. New York 1992.

Georgi Schischkoff (Hg.): *Philosophisches Wörterbuch*, 21. Auflage, Kröner, Stuttgart 1982, Stichwort: *Lotze, Rudolf Hermann*, S. 416.

Schleiden, Jacob Mathias: *Beiträge zur Phytogenesis*, in: Archiv für Anatomie, Physiologie und wissenschaftliche Medicin (1838), S. 137–176.

Schmidt in: Bericht über die Senckenbergische Naturforschende Gesellschaft, 1875/76, S. 51.

Franz Schuh (1804–1865), österreichischer Arzt, Chirurgie, Pathologe. Franz Schuh, Pathologie und Therapie der Pseudoplasmen (Wien 1854).

Schwann, Theodor: *Mikroskopische Untersuchungen über die Uebereinstimmung in der Struktur und dem Wachsthum der Thiere und Pflanzen*. Berlin, 1839.

Spiess, Gustav Adolph: Die Cellular-Pathologie im Gegensatz zur Humoral- und Solidarpathologie, in: Archiv für pathologische Anatomie und Physiologie und für klinische Medizin 8 (1855), S. 303–304.

Vasold, Manfred: Rudolf Virchow – Der große Arzt und Politiker, Stuttgart 1988.

Virchow (o.J.), Handbuch der speziellen Pathologie und Therapie, Bd. I, S. 3.

Virchow, Rudolf: Ueber die Reform der pathologischen und therapeutischen Anschauungen durch die mikroskopischen Untersuchungen, in: Archiv für pathologische Anatomie und Physiologie und für die klinische Medicin 1(1847a), S. 207–255.

Virchow, Rudolf: Zur pathologischen Physiologie des Bluts, in: Archiv für pathologische Anatomie und Physiologie und für klinische Medizin 1 (1847b), S. 547–583.

Virchow, R.: Ueber die Standpunkte in der wissenschaftlichen Medizin, in: Archiv für pathologische Anatomie und Physiologie und für klinische Medizin 1 (1847c), S. 3–19, hier S. 9.

R. Virchow, Was die ‚medicinische Reform' will, in: Die medicinische Reform, Nr. 1, 10. Juli 1848, S. 2.

Virchow, Rudolf: Mitteilungen über die in Oberschlesien herrschende Typhus-Epidemie, in: Arch. pathol, Anat. Physiol. klin. Med., 2(1849a), 143–322. Photographischer Nachdruck, Darmstadt 1968.

R. Virchow, Der Staat und die Aerzte, I. 1849b, S. 218.

Virchow, Rudolf: Die Not im Spessart. Eine medizinisch-geographisch-historische Skizze (Aus den Verhandlungen der physikalisch-medizinischen Gesellschaft in Würzburg, Bd. III, Würzburg 1852; im folgenden Text zitiert nach dem photographischen Nachdruck, Darmstadt 1968.

Virchow, Rudolf: Cellular-Pathologie, in: Archiv für pathologische Anatomie und Physiologie und für klinische Medicin, 8(1855), S. 3–39.

Virchow, Die Cellularpathologie in ihrer Begründung auf physiologische und pathologische Gewebelehre, Berlin 1858.

Virchow, Rudolf: Die Kritiker der Cellularpathologie, in: Archiv für pathologische Anatomie und Physiologie und klinische Medizin, 18(1860), S. 1–14.

Virchow, Rudolf: Atome und Individuen, in: Ders., Vier Reden über Leben und Kranksein, Berlin 1862, S. 35–76.

Virchow, Rudolf: Über die neueren Fortschritte in der Pathologie mit besonderer Beziehung auf öffentliche Gesundheitspflege und Aetiologie, in: Gesammelte Abhandlungen aus dem Gebiet der öffentlichen Medizin und der Seuchenlehre, Bd. 1, Berlin 1879.

Virchow, Rudolf: Krankheitswesen und Krankheitsursachen, in: Arch. path. Anat. Physiol. klin. Med., 79(1880), 1–19.

Virchow, Rudolf: Lernen und Forschen. Rede beim Antritt des Rectorats an der Friedrich-Wilhelms-Universität zu Berlin gehalten am 15. October 1892, Berlin 1892.

Winter, Kurt: Rudolf Virchow (=Biographien hervorr. Naturwiss., Techn. u. Med., Bd. 24), 2. Aufl., Leipzig 1976.

Rudolf Virchow: Cellular-Pathologie

Wolfgang U. Eckart

Wolfgang U. Eckart ✉
Universität Heidelberg, Institut für Geschichte und Ethik der Medizin, Heidelberg, Deutschland
e-mail: wolfgang.eckart@histmed.uni-heidelberg.de

© Springer-Verlag Berlin Heidelberg 2016
W. U. Eckart (Hrsg.), *Rudolf Virchow und Gustav Adolph Spiess*,
Klassische Texte der Wissenschaft, DOI 10.1007/978-3-642-41681-1_2

31

I.

Cellular - Pathologie.

Von Rud. Virchow.

Indem wir einen neuen Band des Archivs bei dem Publikum einführen, liegt uns das Bedürfnifs, eine Umschau auf dem Gebiete der Medicin zu halten und unseren Standpunkt zu suchen, näher als sonst. Es läfst sich nicht leugnen, dafs wir allmälig der Zeit näher rücken, wo die wissenschaftlichen Gegner, welche anfangen, sich wenigstens anzuerkennen, nicht mehr die Wissenschaft gänzlich zerspalten. Man gewöhnt sich, den Fragen scharf ins Auge zu blicken, sie methodisch zu verfolgen und die Antworten nicht mehr aufserhalb der Erfahrung zu suchen. Freilich hindert das persönliche Conflicte nicht, aber für die Wissenschaft sind auch diese nicht ohne Gewinn. Denn man mufs doch auf den Kampfplatz heraus, man mufs Rede und Antwort stehen, man mufs in der Erfahrung Gründe und Gegengründe anstreben, und bei alle dem übt man sich in consequenter Untersuchung, in folgerechtem Denken, in bescheidener Schlufsfolgerung. Mit einem Worte, man gewöhnt sich an die naturwissenschaftliche Methode.

Gehen wir zu dem Anfange dieses Archivs zurück, — und man wird uns diese Genugthuung zugestehen können, — so zeigt sich ein höchst bedeutungsvoller Fortschritt. Es war damals (im Jahre 1847) eine Zeit grofser wissenschaftlicher Verwilderung in der Medicin. Die Methode regelmäfsiger Unter-

1 *

4

suchung war fast ganz verloren gegangen. Die grofsen Er-
schütterungen, welche die Mikroskopie, die Chemie, die pathologische Anatomie erzeugt hatten, waren zunächst von dèn
traurigsten Erfolgen begleitet. Indem die alten Systeme zerbrachen, fand man sich rathlos unter den Trümmern und griff
voller überschwänglicher Hoffnungen nach jedem Bruchstück,
welches auszuwerfen einem kühnen Speculanten gefiel. Aber
auch diese Bruchstücke erwiesen sich eines nach dem anderen,
so werthvoll sie auch an sich sein mochten, als unbrauchbar;
sie leisteten immer gerade das nicht, was man von ihnen er-
wartete, und man wufste am Ende kaum, was man damit anfangen sollte. Der Neubau der Medicin liefs sich durch Frag-
mente nicht zu Stande bringen, und was als solcher geschildert
wurde, das war schliefslich immer ein blofses Formelwerk, ein
Schein von Etwas, ohne Festigkeit und Inhalt.

   Darum stellten wir als die wichtigste Forderung unseres
Programmes die Begründung einer strengeren Methode auf
(Bd. I. S. 11. Bd. II. S. 3.) Es handelte sich darum, durch eine
unnachsichtige Kritik, mochten die Personen auch dadurch verletzt werden, die Illusionen zu zerstören. Wir erklärten den
Formeln den Krieg und verlangten positive Erfahrungen, die
auf empirischem Wege, mit Hülfe und unter Kenntnifs der vorhandenen Mittel, in möglichst grofsem Maafsstabe gewonnen
werden müfsten. Wir verlangten die Emancipation der Pathologie und Therapie von dem Drucke der Hülfswissenschaften
und erkannten als den einzigen Weg dazu die Fernhaltung
alles Systematischen, die Vernichtung der Schulen, die Be-
kämpfung des Dogmatischen in der Medicin. Wir verlangten
die Autorität der Thatsachen, die Berechtigung des Einzelnen,
die Herrschaft des Gesetzes.

   Auch noch heutigen Tages ist es gewifs sehr zweckmäfsig,
daran immer wieder von Neuem zu erinnern. Denn der Mensch
ermüdet zu leicht. Manchen ist es schon jetzt zu viel mit den
ewigen Neuerungen, dem Häufen der Erfahrungen, dem unauf-
hörlichen Auftreten frischer Arbeiter. Immer wieder werden
Formeln zurecht gemacht, um sich darin bequem zu machen,

5

denn eine Formel überhebt einen nicht blofs des Untersuchens, sondern auch meist des Nachdenkens. Bald von dieser, bald von jener Seite wird gerufen, nun sei es doch genug der Thatsachen; man möge auch wieder ordnen, auf dafs man wisse, wo Alles hingehöre.

Aber im Grofsen ist es kein Zweifel, dafs die bessere Methode sich ausgebreitet hat und, dafs die Entwicklung unserer Wissenschaft aus dem tumultuarischen Zustande jener Zeit, den man nicht mit Unrecht geradezu die Revolution in der Medicin genannt hat, in einen mehr ruhigen Gang eingelenkt ist, wo die Aussicht auf gedeihlichere Zeiten durch das Zusammenwirken immer zahlreicherer Kräfte gesichert erscheint. Manche der alten Unruhstifter haben reumüthig gebeichtet und Besserung versprochen; andere haben stillschweigend eingelenkt und durch ihre Arbeiten gezeigt, dafs sie sich der neuen Richtung bewufst geworden sind. Wir wissen auch das zu schätzen, und obwohl wir die Ueberzeugung haben, dafs erst die jüngere Generation, welche nicht den Auszug aus Aegypten mitgemacht hat, im Stande sein wird, die ganze Bedeutung der jetzt geschehenden Reform zur Erscheinung zu bringen, so ist es doch im Interesse der älteren Generation von entscheidender Wichtigkeit, dafs auch die alten Autoritäten an dem Fortschritte Theil nehmen.

Wie viel das Archiv zu diesem Zustande direct beigetragen hat, möchte schwer zu entscheiden sein. Das Verdienst wird man ihm nicht abstreiten können, dafs es zuerst die Fahne der strengeren Richtung entfaltet, dafs es von Anfang an gegen die exclusiven Bestrebungen der Mikroskopiker, der Chemiker, der pathologischen Anatomen gekämpft, dafs es die Selbstständigkeit der Pathologie und Therapie gegenüber den Physiologen ausgesprochen, dafs es endlich den Rationalismus und die Speculation ernstlich verfolgt hat. Und auch das bestreiten selbst die persönlichen Gegner nicht, dafs wenn es viel zerstört hat, was man hoch und werth hielt, es auch feste Grundlagen für Vieles aufgerichtet hat.

Die Aufgaben, die es fernerhin zu erfüllen haben wird,

6

sind sehr einfach. Vor allen Dingen wird es daráuf ankommen, den Schatz unserer Erfahrungen immer mehr zu füllen. Wir können denen nicht helfen, welche vor der Aussicht in immer gröfseres Detail zurückschrecken, denn unserer Ueberzeugung nach befinden wir uns erst im Anfange der neuen Periode. Wie die Reform des Paracelsus, Vesal und Harvey Jahrhunderte in Anspruch genommen hat, so wird die Bewegung unserer Tage nicht in einigen Jahren zum Stillstande gelangen. Unser Ziel ist die Begründung einer pathologischen Physiologie (Bd. I. S. 19.) und Alles, was bis jetzt vorhánden ist, stellt erst ein kümmerliches Bruchstück von dem dar, was erreicht werden mufs. Da ist noch keine Zeit für Systeme, und man kann es den Lohnarbeitern und Industrierittern in der Wissenschaft überlassen, für diejenigen, die es brauchen, Systeme zusammenzuschmieden. Wie die Cultur sich jenseits des Oceans in neuen Ländergebieten durch Vagabunden und Räuber vorbereitet, so braucht auch die Wissenschaft Pioniere, welche ihr abenteuernder Trieb hindert, an der regelmäfsigen Arbeit der eigentlichen Forscher Theil zu nehmen.

Allein wir leugnen nicht, dafs es wünschenswerth ist, Uebersichten zu gewinnen und nicht zu sehr von dem Einzelnen, und noch dazu von dem Einzelnen nur einzelner Richtungen gedrückt zu werden. Sowohl der eigentliche Forscher bedarf dessen, um seine Forschungen nicht zu sehr von dem gemeinschaftlichen Ziele abweichen zu lassen, als auch der beschäftigte Praktiker, der zu wenig im Stande ist, jeder einzelnen Erscheinung eine lange Kritik zuzuwenden. Auch das wird, mehr noch als bisher eine der Aufgaben des Archivs sein müssen.

Im Grofsen ist unsere Ueberzeugung von der zu verfolgenden Richtung nicht nur keine andere, als früher, sondern sie ist sogar noch mehr befestigt. Wir schlossen damals unseren Artikel über die Reform der pathologischen und therapeutischen Anschauungen durch die mikroskopischen Untersuchungen (Bd. I. S. 255.) mit folgenden Sätzen: „Es ist nothwendig, dafs unsere Anschauungen um ebensoviel vorrücken, als sich unsere Seh-

7

fähigkeit durch das Mikroskop erweitert hat: die gesammte
Medicin muſs den natürlichen Vorgängen mindestens um drei-
hundertmal näher träten. Statt neuere Entdeckungen in die
bestehenden Lehrformeln aufzunehmen, müssen vielmehr auf
Grund der Entdeckungen neue Formeln gefunden werden, aber
dann dürfen wiederum nicht die alten, durch Jahrtausend lange
Erfahrung festgestellten über Bord geworfen werden. Das wird
dann die wahre und „naturwüchsige” Reform durch das Mikroskop, eine Reform, die allen beliebigen Anforderungen der
Praxis und Klinik entsprechen und sie dafür reichlich entschädigen wird, daſs das Mikroskop an und für sich nicht
die diagnostische Bedeutung hat, welche man ihm
unter kleinlichen und verkehrten Voraussetzungen
zugeschrieben hatte.”

Trotz der groſsen Anerkennung, welche seit jener Zeit das
Mikroskop erlangt hat, ist sein Einfluſs im Groſsen immer noch
nicht durchgedrungen. Nur Wenige sind soweit gekommen,
daſs sie wirklich mikroskopisch denken gelernt haben, und das
ist es eben, was wir verlangen. Für die meisten, namentlich
der älteren Aerzte ist es mit der Mikroskopie, wie mit einer
fremden Sprache, wo man freilich fremde Wörter gebraucht,
aber in der eigenen Sprache denkt. Es ist für sie etwas Frem-
des, das sie nur gebrauchen entweder der Mode wegen, oder
aus Curiosität, oder zu einem bestimmten Zweck, namentlich
zur Diagnose. Und da die Mode und die Neugierde etwas
Vergängliches sind, so bleibt man schlieſslich immer bei der
Diagnose stehen, als dem einzigen praktischen Gesichtspunkte.
Die lange und zum Theil glänzende Discussion, welche die
Pariser Akademie der Medicin eben erst über den Krebs und
das Mikroskop geführt hat, dreht sich fast ganz und gar um
den Grad diagnostischer Zuverlässigkeit, den die mikroskopische
Untersuchung (oder genauer, den die junge Pariser Mikro-
graphen-Schule) darbietet.

Wie ich in der angezogenen Stelle schon vor so langer
Zeit erklärt habe, besitzt das Mikroskop nicht den diagnostischen
Werth, den man vorausgesetzt hatte. Ich will damit nicht

8

sagen, daſs es keinen oder auch nur einen geringen Werth bei
der Feststellung der Diagnose habe, allein ich bin mit Velpeau
darin einverstanden, daſs es keineswegs nöthig ist, um diese
oder jene Geschwulst als dieſs oder jenes zu erkennen, jedes-
mal das Mikroskop zu Hülfe zu nehmen. Auch ich glaube bei
den meisten Geschwülsten, die zu Tage liegen, ohne mikroskopische Untersuchung eine zuverlässige Diagnose stellen zu
können *). Freilich bleiben dann immer noch die tiefer sitzenden
oder gänzlich geschlossenen Geschwülste übrig, bei denen man
durch eine exploratorische Punktion im Stande ist, kleine Par-
tikeln heraufzubefördern, die man mikroskopisch besser erkennen
kann, als vom bloſsen Auge. Hier ist dann, wie Velpeau
sehr gut bemerkte, das Mikroskop ein Auge mehr.

Für die Frage von der Bedeutung des Mikroskopes überhaupt können jedoch diese vereinzelten Fälle nichts entscheiden.
Diese kann nur darnach bemessen werden, was das Mikroskop
für die Wissenschaft, für die Pathologie im Ganzen leistet.
Denn man muſs sich das klar machen, daſs es auſser der
angewendeten (diagnostischen) eine wissenschaftliche Mikroskopie giebt, und daſs diese letztere es ist,
welche das Urtheil endgültig bestimmen muſs. In der Entwicklung der Medicin wird es am Ende darauf ankommen, ob
das Mikroskop nur ein diagnostisches oder ein wirklich refor-
matorisches Mittel war.

Gerade die Discussionen der letzten Zeit haben es klar
gemacht, wie wenig man sich die Mühe genommen hat, den
allgemeineren Standpunkt zu gewinnen. Die Schuld lag freilich
auf beiden Seiten. Die praktischen Aerzte und Chirurgen stellten
sich zu wenig die Aufgabe, den Verlauf der krankhaften Pro-
cesse mit feineren Hülfsmitteln zu verfolgen, und die Anatomen,

---

*) Ueberhaupt kommt es nur darauf an, dass sich jeder ein hinlängliches Maass
eigener mikroskopischer Anschauungen erwirbt. Bei den meisten pathologischen
Gegenständen erlangt man allmälig die Uebung, ihnen schon mit blossem Auge
anzusehen, wie sie sich mikroskopisch darstellen werden, denn die Bildung
und Rückbildung ist ja an eine bestimmte Reihe constanter Gesetze gebunden,
welche sich bald überblicken lassen.

9

Chemiker und Physiker vom Fach überheben sich gewöhnlich
der Sorge, durch die Erfahrungen der Krankenbeobachtung den
Werth ihrer, oft sehr vereinzelten Beobachtungen zu prüfen.
So war der Vorwurf nur zu oft begründet, daſs die Praxis
unwissenschaftlich oder doch nur unvollkommen wissenschaftlich
und hinwiederum die sogenannte Wissenschaft unpraktisch sei.
Einige verzagte Gemüther haben daraus den Schluſs gezogen,
daſs die neuere Wissenschaft für die Praxis überhaupt unnütz
sei und die letztere ihren eigenen Weg fortwandeln müsse,
während doch nur der Schluſs zulässig ist, daſs die Methode
der Beobachtung sowohl bei den Praktikern, als bei den Anatomen und Chemikern, welche sich mit der Erforschung pathologischer Vorgänge beschäftigten, unvollkommen war.

Vor einigen Jahren war ich genöthigt, diese Frage gegenüber einem der eifrigsten Untersucher, welche die deutsche
Chirurgie besitzt, zu besprechen. In einem Referate über das
Buch „über die Erkenntniſs der Pseudoplasmen" von S c h u h
(Jahresbericht über die Fortschritte der gesammten Medicin für
1851. Bd. IV. S. 184.) sagte ich: „Hr. S c h u h ist sich selbst
der eigentlichen Bedeutung der chemischen und mikroskopischen
Untersuchungen noch nicht recht bewuſst, ja er spöttelt oft
genug über seine eigene Beschäftigung damit und betrachtet
die ganze Richtung nicht selten vom Gesichtspunkte der Curiosität. Für ihn hat die neuere Untersuchungsmethode nur noch
diagnostischen Werth und er hat es nicht begriffen, daſs es die
Aufgabe unserer Zeit ist, durch die genetische Erforschung die
Physiologie dieser Gebilde festzustellen. Seine Physiologie ist
von der R i c h t e r's und W a l t h e r's noch gar nicht unter-
schieden und trotz seiner praktischen Stellung erfährt man
daher fast gar nichts Therapeutisches." In seiner neuen Pathologie und Therapie der Pseudoplasmen (Wien, 1854.) hat sich
Hr. S c h u h gegen diese Vorwürfe zu rechtfertigen gesucht, indem
er erklärt, daſs er der von mir gestellten Aufgabe so wenig
gewachsen gewesen sei, wie irgend ein Anderer, und daſs er
das süſse Geschäft des Träumens und das Bewuſstsein der
Unfehlbarkeit gern Anderen überlasse, während er als prakti-

10

scher Chirurg auf demselben Felde der Beobachtung stehe,
wie seine Vorfahren vor Jahrhunderten.

Damit ist nun freilich wenig geändert. Es ist immer eine
mifsliche Vertheidigung, wenn man seine Mängel dadurch zu
entschuldigen sucht, dafs man Anderen dieselben nachrechnet
oder gar ihnen noch gröfsere andichtet. Dafs das Feld der
Beobachtung für das jetzt lebende Geschlecht noch immer dasselbe ist, wie vor Jahrhunderten, ja sogar wie vor Jahrtau-
senden, das dürfte wohl kein sehr neuer Satz sein.

„Und die Sonne Homer's, siehe, sie lächelt auch uns."

Aber unter der alten Sonne, auf dem bekannten Felde der Beobachtung hat sich Vieles geändert. Eine Reihe neuer Beob-
achtungsmittel ist den menschlichen Sinnen zur Verfügung
gestellt, welche es gestatten, der Natur andere Antworten ab-
zuzwingen, als früher, und es kommt daher jetzt wesentlich
nur darauf an, ob jemand diese Mittel methodisch zu benutzen
versteht. Hat er nur eine unvollständige Kenntnifs dieser Mittel,
hat er keine zuverlässige Methode, so bleibt er auf dem alten Felde
der Beobachtung ebenso verlassen, wie es die Grofsväter waren,
welche die vollkommneren Mittel der Beobachtung nicht besafsen.

Ob jemand *ex professo* Praktiker ist oder nicht, macht
dabei wenig aus. Das Ausschneiden und Wegätzen bildet für
den, der es vollführt, keine gröfsere Möglichkeit der Erkenntnifs,
als für den, der zusieht. Sonst müfsten ja auch die Locomotiv-
führer immer gröfsere Physiker sein, als die Gelehrten, welche
an der treibenden Locomotive ihre wissenschaftlichen Beobachtungen machen. Ob eine Geschwulst recidivirt, ob sie Meta-
stasen auf innere Organe macht, ob sie mehr oder weniger zerstört, das kann auch ein Anderer möglichst genau feststellen,
dessen Hände bei der Operation nicht direct betheiligt waren.
Und doch kommt dieser Gedanke immer wieder zu Tage.
Hr. Broca in seinem von der Pariser Akademie gekrönten
Memoire über den Krebs hat ihn des Weitläuftigen erörtert
und am Ende nichts Wesentliches herausgebracht, was die von
ihm so vielfach beschuldigte deutsche Träumerei und Cabinets-
Gelehrsamkeit nicht schon gelehrt hätte.

11

Möge man doch endlich einmal aufhören, die Streitpunkte in der persönlichen Beschaffenheit und der äußeren Stellung der Untersucher zu finden. Es liegt gar nichts daran, ob einer Professor der Klinik oder der pathologischen Theorie, ob er praktischer oder Spitalsarzt ist, wenn er nur Material zur Beobachtung besitzt. Auch ist es nicht von entscheidender Bedeutung, ob er ein ungeheueres oder ein bescheideneres Material vor sich hat, wenn er es nur auszubeuten versteht. Und um diefs zu können, mufs er wissen, was er will, und wie er das, was er will, erreichen kann, mit anderen Worten, er mufs im Stande sein, richtige Fragen zu stellen und richtige Methoden zur Beantwortung derselben zu finden, wie ich des Weitläuftigen in meinem Artikel über die naturwissenschaftliche Methode erörtert habe (Archiv Bd. II. S. 7.).

Der Praktiker will zunächst die Diagnose und dagegen läfst sich gar nichts sagen. Bleiben wir z. B. bei den Geschwülsten stehen, so fragt es sich demnach, wie kommt er zur Diagnose? Welche Frage soll er stellen? Erfahrungsgemäfs stellt er die von der Bösartigkeit der vorliegenden Form. Aber die Bösartigkeit ist ja eben nur eine Eigenschaft gewisser Arten von Geschwülsten und wenn man einmal weifs, dafs man es z. B. mit einem Krebs zu thun hat, so weifs man auch, dafs er bösartig ist. Man mufs daher wissen, was ein Krebs ist und wodurch, abgesehen von der Bösartigkeit, sich der Krebs von anderen Geschwülsten unterscheidet. Es genügt nicht, zu sagen, dafs weil der Krebs bösartig sei, auch Alles, was bösartig ist, Krebs genannt werden müsse, denn das ist ein reiner Cirkel in der Betrachtung. Man mag sich dagegen sträuben, soviel man will, man mufs die besondere Erscheinungsform oder mit anderen Worten, die Histologie und Physiologie der Geschwülste feststellen.

Mit aller seiner Praxis kommt auch der beschäftigte Chirurg, wenn er mehr erreichen will, als seine Vorgänger, nicht darüber hin, schliefslich auf die Histologie und das Mikroskop zu recurriren. Die Chirurgie befindet sich hier genau in derselben Lage, wie z. B. die innere Medicin gegenüber den physikalischen Ex-

12

plorationsmitteln. Die alten Kliniker haben ihre Pneumonien und Pleuritiden auch gekannt und manche von ihnen, die noch übrig geblieben sind, glauben sogar, daſs sie diese Krankheiten besser kuriren könnten, als die neueren Perkussoren und Auskultatoren. Aber wer glaubt ihnen, daſs Alles, was sie behandelt haben, gerade das war, wofür sie es hielten? und wer hat nicht die Ueberzeugung, daſs manche Krankheit gerade dann vorhanden war, wenn sie an deren Existenz gar nicht dachten? Was hilft da alles Pochen auf die Praxis, wenn man nicht genau weiſs, was man vor sich hat! Freilich, wenn Alles, was bösartig ist, ein Krebs sein muſs, und Alles, was unschädlich oder mäſsig schädlich verläuft, absolut keiner sein darf, wenn man mit seinem Resultate schon fertig ist, bevor man noch angefangen hat, so ist es gar nicht der Mühe werth, noch Worte darüber zu verlieren.

Leider geht es so leicht nicht. Hr. Bennett, der trotz seines Buches über die krebsigen und krebsartigen Geschwülste die Welt immer noch in Unruhe über diesen Gegenstand sieht, veranlaſste vor einiger Zeit die Edinburgher physiologische Gesellschaft, ein besonderes Krebs-Comité zu bestellen, welches durch einen Bericht die Sache aufklären sollte. Nachdem dieses Comité lange Zeit gesessen, hat es sich endlich aufgelöst, ohne zu einmüthigen Beschlüssen gekommen zu sein (*Monthly Journal* 1854. Nov. p. 468.). Auch die Discussionen der Pariser Akademie haben die Sache nicht erheblich weiter gebracht. Woran liegt das? Wie mir scheint, einfach daran, daſs man die Sachen zu oberflächlich faſst, daſs man an den Kern der Fragen nicht herangeht, insbesondere daſs man sich von der naturhistorischen Anschauung noch nicht losmachen kann. Die Klassification der pathologischen Produkte soll immer noch nach dem alten Vorbilde der naturhistorischen Klassificationen zu Stande kommen, indem man an diesen Produkten gewisse specifische Eigenschaften voraussetzt.

Obwohl ich mich in meinem Artikel über Specifisches und Specifiker über diesen Punkt schon ausgelassen habe (Archiv Bd. VI. S. 9.), so will ich doch noch Einiges hinzufügen, da

13

die Wichtigkeit dieses Gegenstandes durch die letzten Streitig-
keiten zu scharf hervorgetreten ist. Hat man Grund anzu-
nehmen oder vorauszusetzen, daſs ähnliche Species-Unterschiede,
wie sie z. B. zwischen verschiedenen Thieren bestehen, auch
an den krankhaften Produkten vorkommen?

Sehr schön hat Cuvier (Die Erdumwälzungen. Deutsch
von Giebel. Leipz. 1851. S. 51.) gesagt: „Jedes organische
Geschöpf bildet ein Ganzes, ein einziges und abgeschlossenes
System, dessen Theile einander entsprechen und zu derselben
bestimmten Thätigkeit durch wechselseitige Wirkung beitragen.
Keiner dieser Theile kann sich daher verändern, ohne daſs auch
die anderen sich verändern, und folglich ergibt und bezeichnet
jeder einzelne zugleich alle übrigen." Wenn demnach vermittelst dieses Gesetzes von dem gegenseitigen Verhältnisse der
Formen jedes Geschöpf schon aus jedem Bruchstück irgend
eines seiner Theile erkannt werden kann, soll man dann nicht
auch erwarten, daſs jede Neubildung aus einem jeden beliebigen
Bruchtheile ihrer Elemente diagnosticirt werden möchte? Ich
sage darauf: nein; nicht bloſs weil die Erfahrung dagegen
spricht, sondern auch, weil in der That jener Schluſs ganz
falsch ist.

Weil jedes Geschöpf ein in sich zusammenhängendes und
abgeschlossenes System darstellt, so gibt es auch nur eine bestimmte Reihe typischer Formen oder besser Formbestandtheile,
welche es hervorzubringen vermag. Ob es seine Formbestandtheile unter günstigen (physiologischen) oder ungünstigen (pathologischen) Verhältnissen hervorbringt, ändert in der Sache nichts.
Kein ungünstiges Verhältniſs kann etwas Anderes leisten, als
die Entwicklung hemmen, also relativ junge Formbestandtheile
zum Untergange oder zum Stillstande führen, oder die Entwicklung quantitativ vermehren, wenn auch auf Kosten anderer
Functionen, also zum Schaden des Körpers. Aber ich läugne
entschieden, daſs irgend ein pathologischer, d. h. ein unter
ungünstigen Bedingungen verlaufender Lebensvorgang im Stande
sei, qualitativ neue, über den gewöhnlichen Kreis der typischen
Formen der Gattung hinaus liegende Bildungen hervorzurufen.

14

Alle pathologischen Formen sind entweder Rück-
und Umbildungen oder Wiederholungen typischer,
physiologischer Gebilde. (Vgl. mein Handbuch der spec.
Pathol. und Therapie. Bd. I. S. 334.)

Ich weifs nicht, ob mich Hr. Schuh hier nicht der Träumerei oder der Unfehlbarkeit anklagen wird. Indefs kommt es
ja einfach auf Thatsachen an, und ich bin gern bereit, meinen
Irrthum zuzugestehen, sobald man mir, sei es aus der Praxis,
sei es aus dem Cabinet, Gegenbeweise beibringt. Sollte diefs
nicht der Fall sein und läfst man den Satz gelten, dafs auch die
pathologischen Formgebilde den physiologischen Typus derjenigen Thierspecies, in der sie vorkommen, an sich tragen, so
kann ich freilich nur darauf zurückkommen, dafs es die Aufgabe unserer Zeit sei, die Physiologie der pathologischen Entwicklung, Hand in Hand mit der Geschichte der normalen Bildungen, zu verfolgen. Wer sich dazu nicht fähig oder berufen
fühlt, der soll wenigstens das dürftige Resultat seiner Forschungen, das ihm selbst Lächeln entlockt, nicht zum Maafsstabe dessen gebrauchen, was eine bessere Methode der Untersuchung oder gröfserer Fleifs mit denselben Hülfsmitteln zu
leisten vermag.

Hr. Schuh glaubt jetzt den Anfang und das Wesen einer
Reihe von Neubildungen in den Hohlkolben und structurlosen
Blasen seines berühmten pathologisch-anatomischen Collegen
gefunden zu haben. Vielleicht findet bei einer dritten Bearbeitung der Pseudoplasmen die Blase des Hrn. Engel mit
ihrem Markraume, ihrem Kernwalle und ihrer Aufsenschale
Gnade vor seinen Augen. In Verbindung mit den specifischen
Exsudaten wird das prächtige Formeln liefern. Wenn nur die
lebende Generation dem Dogmenwesen nicht so abhold wäre
und sich mit Formeln abspeisen lassen wollte! Schon die
junge Generation der Wiener Schule weifs mit den Hohlkolben und Blasen nicht viel zu machen und es ist gewifs eine
sehr anerkennenswerthe Offenheit, wenn Hr. Heschl (Pathologische Anatomie. Wien 1854. S. 143.) sich geradezu dagegen
erklärt. Wir müssen nun einmal auf das Einfache, Ursprüng-

15

liche zurück, wenn wir die Entwicklung übersehen wollen, und
dieses Einfache ist nicht der Hohlkolben oder wenn man will,
die Zotte, die Papille, die Granulation, die Warze, sondern es
ist und bleibt die Zelle.

Wie wir uns auch drehen und wenden, wir kommen zuletzt auf die Zelle zurück. Das unsterbliche Verdienst von
Schwann liegt nicht in seiner Zellentheorie, die so lange Zeit
im Vordergrunde gestanden hat und die vielleicht bald aufge-
geben sein wird, sondern in seiner Darstellung von der Entwicklung der einzelnen Gewebe und in dem Nachweise, daſs
diese Entwicklung, demnach alle physiologische Thätigkeit zuletzt auf die Zelle zurückführt. Ist nun aber die Pathologie
nur die Physiologie mit Hindernissen, das kranke Leben nichts,
als das durch allerlei äuſsere und innere Einwirkungen ge-
hemmte gesunde, so muſs auch die Pathologie auf die Zelle
zurückgeführt werden. Das ist die Aufgabe, wie wir sie, in
consequenter Ausbildung der Erfahrungen von Schwann, auf-
gefaſst haben und seit einer Reihe von Jahren verfolgen, —
eine Aufgabe, die an sich äuſserst klar und einfach erscheint,
und die doch nur mit der gröſsten Schwierigkeit zur Anerkennung gelangt.

Mein Freund Lebert wird mir verzeihen, wenn ich hier einen
Ausspruch wiederhole, den er in seinen Briefen an mich mehr
als einmal gethan hat, „meine Pathologie sei eine Pathologie
der Zukunft." Es war mir das öfters ein Trost, wenn mir von
anderer Seite erklärt wurde, ich wolle die Pathologie in das
Mittelalter zurückführen und ich brächte Sachen wieder zum
Vorschein, die längst als abgethan bei Seite gesetzt seien.
Beides mag wahr sein, doch hoffe ich, daſs es nur in einer
gewissen Beschränkung wahr sei. Die Pathologie der ver-
gangenen Zeit ist nicht überall so verwerflich, als es manchen
bequemen Naturen erscheinen mag, und die Pathologie der
Gegenwart ist nicht so vollkommen, daſs man aufhören dürfte,
für die Zukunft zu bauen. Allerdings habe ich die Humoralpathologie der letzten Jahre und wie es mir scheint, nicht ohne
Erfolg bekämpft und die viel geschmähte Solidarpathologie

16

wieder zu Ehren zu bringen gesucht, aber nicht, wie Hr. Güns-
burg (Das Epithelialgewebe des menschl. Körpers. Bonn 1854.)
behauptet, um wieder eine Solidarpathologie zu machen, oder
um die Humoralpathologie gänzlich zu unterdrücken, sondern
vielmehr, um Beides, Humoral- und Solidarpathologie in einer
empirisch zu begründenden Cellularpathologie zu vereinigen.
Eine solche wird, wie ich zuversichtlich hoffe, die Pathologie
der Zukunft werden.

Allein es liegt mir sehr daran, dafs diese Zukunft nicht
eine zu ferne sei, und dafs nicht unsere Nachkommen, sondern
die Zeitgenossen das anerkennen, was an meiner Richtung
Wahres ist. Für die jüngeren Zeitgenossen ist mir um so
weniger bange, als ich glücklicherweise seit dem Beginn meiner
öffentlichen Wirksamkeit hinreichende Gelegenheit hatte, auf
die Entwicklung ihrer Anschauungen einen unmittelbaren Einflufs auszuüben. Allein bei den älteren konnte diefs der Natur
der Sache nach nur in sehr beschränkter Weise der Fall sein,
und daher gilt es hier vorzüglich der Verständigung. Sie er-
schrecken allerdings nicht ganz mit Unrecht, wenn sie hören,
dafs die ganze Pathologie zuletzt cellulär aufgefafst werden
soll, und es könnte leicht scheinen, als wollten wir gar nichts
mehr anerkennen, was man nur mit unbewaffnetem Auge wahr-
genommen hat.

So ist es nun doch nicht gemeint. Denke man sich nur
einen Augenblick in die Stelle eines Astronomen. Dieser ist
ja in Allem das Umgekehrte von einem Biologen. Wie die
Biologie mikroskopisch, so ist die Astronomie teleskopisch.
Was würde man heut zu Tage von einem Astronomen sagen,
der kein Teleskop zu handhaben verstände, oder vielmehr, wie
könnte man überhaupt nur jemand als einen Astronomen bezeichnen, der nicht die sorgfältigste Erforschung des Himmels
vermittelst seiner Vergröfserungsgläser angestellt hätte! Allerdings sieht man Sonne, Mond und Sterne, Milchstrafse und
Nebelflecken auch mit blofsem Auge, allein bekommt man auch
nur die entfernteste Vorstellung von dem Wesen dieser Dinge,
wenn man sich auf die Betrachtung mit blofsem Auge beschränkt?

17

Löst sich nicht der Astronom in jedem Augenblick, wo er
astronomisch denkt, das Himmels-Universum in eine grofse Zahl
teleskopischer Bilder auf? Derselbe Mond, dieselben Sterne,
dieselben Nebelflecke, die jedermann wahrnimmt, werden für
den Astronomen etwas ganz Anderes, als für den einfachen Be-
trachter, für den es schon ein hohes Ziel ist, die Sternbilder
zusammenzusetzen.

Unter dem Apparat des Biologen — und die Pathologie
ist keiner der geringsten Zweige dieser schönen Wissenschaft —
löst sich alles Lebende in kleine Elemente auf, die freilich nicht
durchgehends so klein sind, dafs ihre Existenz nur mit bewaff-
netem Auge erkannt werden könnte, die aber allerdings einen
so feinen Bau besitzen, dafs eine deutliche Einsicht in denselben
ohne mikroskopische Anschauung ganz und gar unmöglich ist.
In unserem Artikel über Ernährungseinheiten und Krankheits-
heerde (Bd. IV. S. 375.) haben wir gezeigt, dafs diese kleinen
Elemente, die Zellen, die eigentlichen Heerde des Lebens und
demnach auch der Krankheit, die wahren Träger der lebendigen, pflanzlichen oder thierischen Function sind, an deren
Existenz das Leben gebunden und deren feinere Zusammensetzung für die Kraftäufserungen der lebendigen Wesen be-
stimmend ist.

Das Leben residirt also nicht in den Säften als solchen,
sondern nur in den zelligen Theilen derselben, und es sind
nicht blofs aus dem Bereiche des Lebenden die zellenlosen Säfte
z. B. die Secrete und Transsudate auszuschliefsen, sondern auch
die Intercellularsubstanzen der zellenhaltigen z. B. der *Liquor
sanguinis*, das vielgerühmte Plasma des Blutes. Insofern die
Zellen im Gegensatze zu den reinen Säften immer noch etwas,
wenn auch nur sehr bedingt Festes sind, stehen wir bei der
Solidarpathologie. Allein nicht Alles, was fest ist, kann als
Sitz des Lebens betrachtet werden. Die festen Intercellularsubstanzen verhalten sich, wie die flüssige Intercellularsubstanz
des Blutes. Man kann zugestehen, dafs ihnen noch ein Rest
lebendiger Wirkungsfähigkeit inhärire, der ihnen von den Zellen,
aus denen und durch die sie hervorgegangen sind, geblieben

18

ist, aber keine sichere Thatsache spricht dafür, daſs dieser Rest
groſs genug ist, um sich ohne fortwährende Einwirkung von
Zellen unversehrt zu erhalten oder um die Bewegung des Lebens weiter fortzusetzen oder zu übertragen. Sie sind höchstens
im Stande, in lebenden Theilen andere Richtungen des Lebens
zu erregen. Unsere Solidarpathologie ist daher eine sehr beschränkte im Sinne der älteren Schulen und sie schlieſst nirgends
die Humoralpathologie in ihrer geläuterten Form aus, wie
Hr. Seyfert fürchtet.

Dürfen wir wirklich hoffen, für eine solche Auffassung der
Biologie das lebende Geschlecht zu gewinnen? Steht nicht
dieser neue Vitalismus in einem unlösbaren Widerspruche
zu den herrschenden Richtungen der modernen Wissenschaft?
Es ist ja hinreichend bekannt, mit welcher Geringschätzung
insbesondere die Vertreter der chemischen und physikalischen
Richtungen, selbst diejenigen, denen nur eine sehr unvollständige Kenntniſs der feineren Anatomie zugekommen ist, auf die
Morphologie herabsehen. Und in der That, wenn man die
groſsen Erfolge berücksichtigt, welche die chemische und physikalische Untersuchung der Zeitgenossen erreicht hat, sollte man
meinen, es sei mit dem Zellenwesen nichts mehr zu machen.

Einem solchen Gedanken ist leicht zu begegnen. Sollte
es einstmals gelingen, was bekanntlich bisher nicht der Fall
war, das Leben im Ganzen als ein mechanisches Resultat der
bekannten Molecularkräfte darzustellen, so würde man auch
dann nicht umhin können, die Eigenthümlichkeit der Form, in
welcher die Molecularkräfte zur Erscheinung kommen, mit einem
besonderen Namen zu belegen und von den anderen Aeuſse-
rungen dieser Kräfte zu unterscheiden. Das Leben wird immer
etwas Besonderes bleiben, wenn man auch bis ins kleinste
Detail erkannt haben sollte, daſs es mechanisch erregt und
mechanisch fortgeführt sei. Keinem Sterblichen ist es vergönnt,
das Leben in der Zerstreuung physikalischer oder chemischer
Substanz, in diffuser, wenn man will, geistiger Form zu erkennen, und wenn dieſs wirklich geschehen möchte, so würde
das gewiſs der härteste Schlag sein, der die heutige natur-

19

wissenschaftliche Anschauung treffen könnte. Alle unsere Erfahrung weist uns darauf hin, dafs das Leben sich nur in
concreter Form zu äufsern vermag, dafs es an gewisse Heerde von Substanz gebunden ist. Diese Heerde
sind die Zellen und Zellengebilde.

Aber fern sei es von uns, in der Morphologie dieser Lebensheerde die höchste und letzte Stufe der Erkenntnifs zu
suchen. Die Anatomie schliefst die Physiologie nicht aus, aber
wohl setzt die Physiologie die Anatomie voraus. In dem besonderen Körper mit der ganz eigenthümlichen, anatomischen
Einrichtung gehen die Erscheinungen vor sich, welche der
Physiolog verfolgt; die verschiedenen morphologischen Theile,
welche der Anatom aufweist, sind die Träger der Eigenschaften
oder, wenn man will, der Kräfte, welche der Physiolog er-
gründet, und wenn der Physiolog sein Gesetz, sei es durch
physikalische, sei es durch chemische Untersuchung, festgestellt
hat, so kann der Anatom noch immer mit Stolz erklären: dieses
ist der Körper, an dem das Gesetz zur Erscheinung kommt.
Mögen die Erscheinungen des menschlichen Lebens so mechanisch vor sich gehen, wie nur immer denkbar, so wird dadurch
niemals die Thatsache des lebenden menschlichen Individuums
verloren gehen können.

Was das Individuum im Grofsen, das und fast noch mehr
als das ist die Zelle im Kleinen. Sie ist der Heerd, an den
die Action der mechanischen Substanz gebunden ist und innerhalb dessen allein sie jene Wirkungsfähigkeit zu bewahren vermag, welche den Namen des Lebens rechtfertigt. Aber innerhalb dieses Heerdes ist es die mechanische Substanz,
welche wirkt und zwar nach chemischen und physikalischen Gesetzen wirkt. Um daher die Erscheinungen
des an sich cellularen Lebens zu begreifen, müssen wir die
Zusammensetzung der Zellensubstanz, ihre mechanischen Eigenschaften, ihre Veränderungen bei der Function feststellen, und
was den Gang der Forschung betrifft, so kann ja darüber gar
kein Streit sein, dafs die chemische und physikalische Forschung
die höhere, die anatomische oder morphologische die niedere

2 *

20

ist. Ich für meinen Theil habe so wenig nöthig, darauf weiter einzugehen, dafs ich mich vielmehr von der frühesten Zeit meiner Veröffentlichungen bis zu der jetzigen immer nur gegen den Vorwurf zu vertheidigen hatte, zu minutiöse chemische Unterschiede aufzusuchen.

Aber man vergifst über dem Streite um die gröfsere oder geringere Schwierigkeit und Genauigkeit der Untersuchung nur zu leicht die Frage nach der concreten Bedeutung der Dinge, welchen die Untersuchung zugewendet ist. Es mag schwieriger sein, die einzelnen Stoffe zu isoliren, welche eine Zelle oder einen aus Zellen hervorgegangenen Körper zusammensetzen, als die Zelle oder den Zellkörper selbst darzustellen, allein das Bedeutendere und Höhere wird trotzdem immer die Zelle bleiben. So wenig der Inosit und das Kreatin wichtiger sind, als das Herz, in dessen Muskeln sie sich finden, so wenig sind sie bedeutungsvoller, als die einzelnen Primitivbündel dieser Muskeln. Immer werden die constituirenden Theile ihre Bedeutung erst in dem Ganzen finden. Rücken wir bis an die letzten Grenzen vor, an denen es noch Elemente mit dem Charakter der Totalität oder wenn man will, der Einheit gibt, so bleiben wir bei den Zellen stehen. Sie sind das letzte constante Glied in der grofsen Reihe einander untergeordneter Gebilde, welche den menschlichen Leib zusammensetzen. Ich kann nicht anders sagen, als dafs sie die vitalen Elemente sind, aus denen sich die Gewebe, die Organe, die Systeme, das ganze Individuum zusammensetzen. Unter ihnen ist nichts als Wechsel.

So wenig demnach unsere Auffassung im Gegensatze zu den mechanischen Richtungen steht, so grofs ist ihr Gegensatz zu den exclusiv humoral- und solidarpathologischen Anschauungen, auch der letzten Zeit. Was die ersteren betrifft, so ist freilich die principielle Differenz weniger hervorstechend, weil die moderne Humoralpathologie eigentlich nie dazu gekommen ist, die Spitzen ihrer Anschauung auszubilden. Consequenter Weise hätte sie das Blut, das für sie Mittelpunkt der ganzen Pathologie war, auch als das eigentlich Wirkende dar-

21

stellen müssen, allein sie hat diefs, soviel ich weifs, nie scharf
ausgesprochen, sondern sich nur an dem Bewirkten, nämlich
dem Exsudat gehalten, ohne sich darüber zu erklären, durch
welche Kraft oder Mittel das Exsudat aus dem Blut, in dem
es doch vorher materiell enthalten gedacht wurde, herauskömmt.
Daher culminirt die Wiener Schule, obwohl sie kraseologisch
ist, doch nicht in der Lehre von den Krasen oder Dyskrasien,
sondern vielmehr in der Lehre von den Exsudaten, und der
Gegensatz unserer Richtung zu der Wiener ist dem entsprechend
auch am schroffsten in der Exsudatlehre hervorgetreten. Bei
dieser Gelegenheit kommt es weniger darauf an, diese Differenz
zu verfolgen; wenn man die entsprechenden Capitel meines
Handbuches der Spec. Pathologie und Therapie durchsieht, so
wird man sich leicht überzeugen, wie grofs sie ist. Kurz gesagt, der gröfste Theil dessen, was man in Wien als specifische
Exsudate aus dem Blute schildert, ist nach meiner Auffassung
durch Neoplasie unmittelbar aus Muttergeweben hervorgegangen.

Ungleich schärfer ist dagegen der Gegensatz der Cellular-
pathologie zu der modernen Solidarpathologie, die bekanntlich
überall in eine Nervenpathologie aufgegangen ist, hervorgetreten.
In seinem neuen Buche „Zur Lehre von der Entzündung"
(Frankf. 1854. S. 154.) hat sich Hr. Spiefs offen darüber erklärt. Mit Recht folgert dieser scharfe Kopf aus meiner Darstellung, dafs, wie früher schon Reil für die einzelnen Theile
des Körpers, so ich für alle Zellen und Zellkörper Reizbarkeit
in Anspruch nehme, und dafs ich demnach weder die Beschränkung der Irritabilität mit Haller auf die Muskeln und Nerven,
noch mit den neueren Nervenpathologen blofs auf die Nerven
zugestehe. Allein er thut mir sehr Unrecht, wenn er mich als
in einer Differenz mit Reil begriffen schildert, indem ich die
Reizbarkeit auf eigenthümliche vitale Kräfte bezöge. Wenn
Hr. Spiefs sagt: „Aber Reil forderte mit Recht, dafs diese
Irritabilität nur in der verschiedenen Form und Mischung der
einzelnen Theile begründet sein könne", so vermisse ich hier
die gewohnte Schärfe seiner Darstellung. In der morphologi-

22

schen und chemischen Verschiedenartigkeit der einzelnen Theile kann nicht die Irritabilität, sondern nur die Verschiedenartigkeit der Aeußerung derselben gesucht werden. Daß ein Muskel auf denselben Reiz zuckt, auf den eine Drüse secernirt, das kann und muß der Verschiedenartigkeit der Structur und feineren Zusammensetzung, welche zwischen Muskel und Drüse besteht, zugeschrieben werden. Aber daß beide Theile reizbar sind, das kann nicht in ihrer Verschiedenheit, sondern das muß vielmehr in einer trotz aller Verschiedenheit unabweislichen Gleichartigkeit gesucht werden. Hr. Spieſs findet diese in den Nerven, ich in den Zellen oder Zellenderivaten, zu denen ich natürlich auch die Nerven rechne. Das Gemeinschaftliche in den Nerven ist, soviel wir bis jetzt wissen, die elektrische Substanz; in den Zellen kennen wir nichts anderes, als das Leben, d. h. eine von Zelle zu Zelle sich übertragende und an stickstoffhaltige, wenn man will albuminöse Substanz gebundene Bewegung. Da nun aber die elektrische Substanz der Nerven gleichfalls in einer continuirlichen intestinen Bewegung gedacht werden muß, die sich aus der Zeit der einfach zelligen (embryonalen) Periode her überträgt, so dürfte die Differenz nur darin liegen, daß die Neuropathologie dasselbe auf die Nerven beschränkt wissen will, was ich allen Zellen zuschreibe.

Es erregt die Bedenken des Hrn. Spieſs, daſs ich den Ausdruck der Lebenskraft *), den ich früher vermied, zugelassen habe. Ich leugne nicht, daſs das seine Bedenken hat, nicht so sehr meinetwegen, sondern Anderer wegen, welche sich bei diesem Worte etwas ganz anderes denken, als ich. Aber am Ende bedarf man eines Ausdrucks, und einen zu finden, der nicht miſsverstanden oder miſsdeutet werden könnte, dürfte unmöglich sein. Nirgends habe ich aber auch nur die Andeutung gemacht, daſs die Lebenskraft eine einfache oder von anderen Naturkräften specifisch verschiedene sei; vielmehr habe ich die Wahrscheinlichkeit ihres mechanischen Ursprunges wiederholt ausdrücklich erklärt (Einheitsbestrebungen S. 12. Spec. Pathol. I. S. 4.). Aber man muſs doch einmal die natur-

---

*) „Besondere vitale Kräfte", wie Hr. Spieſs sagt, habe ich nie angenommen.

23

wissenschaftliche Prüderie aufgeben, in den Lebensvorgängen durchaus nur ein mechanisches Resultat
der den constituirenden Körpertheilen inhärirenden
Molecularkräfte zu sehen.

So wenig eine Kanonenkugel sich durch Kräfte, die ihr
innewohnen, bewegt und so wenig die Kraft, mit der sie andere
Körper trifft, eine einfache Resultante der Eigenschaften ihrer
Substanz ist; so wenig die Himmelskörper sich durch sich
selbst bewegen oder die Kraft ihrer Bewegung einfach aus
ihrer Form und Mischung abgeleitet werden kann: so wenig
sind auch die Lebenserscheinungen ganz und gar durch die
Eigenschaften der die einzelnen Theile zusammensetzenden Substanz zu erklären. Daſs man das noch heut zu Tage thut, ist
die letzte Frucht jener unklaren Seite der Hegel'schen Philosophie, die durch C. H. Schultz ihre Conversion zum Ortho-
doxen gemacht hat, und in der die Selbsterregung des Lebens
höchstes Dogma war. Sonderbar genug, daſs wir gerade dieses
Dogma bekämpfen müssen, das so wenig mit dem kirchlichen
Dogma harmonirt. Denn die *Generatio aequivoca,* zumal
wenn sie als Selbsterregung gefaſst wird, ist doch entweder
geradezu Ketzerei oder Teufelswerk, und wenn gerade wir
nicht blofs die Erblichkeit der Generationen im Groſsen, sondern auch die legitime Succession der Zellenbildungen (Spec.
Pathol. I. S. 329.) vertheidigen, so ist das gewiſs ein unver-
dächtiges Zeugniſs. Ich formulire die Lehre von der pathologischen Generation, von der Neoplasie im Sinne der Cellular-
pathologie einfach: *Omnis cellula a cellula.*

Ich kenne kein Leben, dem nicht eine Mutter oder ein
Muttergebilde gesucht werden müſste. Eine Zelle überträgt
die Bewegung des Lebens auf die andere, und die Kraft dieser
Bewegung, die möglicherweise, ja ziemlich wahrscheinlich eine
sehr zusammengesetzte ist, nenne ich Lebenskraft. Daſs ich
aber keineswegs gewillt bin, diese Kraft zu personificiren, zu
einer einfachen und isolirbaren zu machen, das habe ich klar
genug gesagt. Möge man mir erlauben, die Stelle herzusetzen:
„Da wir das Leben in den einzelnen Theilen suchen, und diesen

24

trotz aller Abhängigkeit, die sie von einander haben, doch eine
wesentliche Unabhängigkeit beilegen, so können wir auch den
nächsten Grund der Thätigkeit, durch welche sie sich unversehrt erhalten, nur in ihnen selbst suchen. Diese Thätigkeit
gehört den durch die Lebenskraft in Bewegung ge-
setzten Moleculartheilchen mit den ihnen immanenten
Eigenschaften oder Kräften, ohne daſs wir im Stande
wären, in oder auſser ihnen noch eine andere Kraft, möge man
sie nun Bildungs- oder Naturheilkraft nennen, als wirksam zu
erkennen, oder auch nur der Lebenskraft, die ihnen
mitgetheilt ist, auſser der allgemeinen Erregung der
formativen und nutritiven Bewegung noch eine Spe-
cialthätigkeit (*Spiritus rector*) zuzuschreiben" (Handbuch d. Spec. Pathol. I. S. 272.).

Diese gewiſs nüchterne Anschauung ist fern davon, eine
bloſs speculative zu sein; sie ist vielmehr so sehr empirisch,
daſs sie bei mir erst zum Durchbruch gekommen ist, als ich
durch den Nachweis der Bindegewebskörperchen, sowie durch
die Darstellung der zelligen Natur der Knorpel- und Knochen-
körperchen im Stande war, auch den Körper des erwachsenen
Wirbelthieres in Zellenterritorien zu zerlegen, wie man sie bis
dahin nur bei dem Embryo, manchen niederen Thieren und
den Pflanzen kannte. Erst dadurch wurde eine einheitliche Anschauung des gesammten biologischen Gebietes möglich und
es wurde allerdings durch eine Combination der verschiedenen
Thatsachen, also auf dem Wege der Speculation ein allge-
meines Prinzip gefunden, welches die Neuropathologie bis jetzt
vergebens sucht. Für die Nerven fehlt bis jetzt sogar der
empirische Nachweis, daſs sie einen wesentlich trophischen
Einfluſs besitzen; für Zellen können wir empirisch darthun, daſs
sie auch ohne Innervation trophische und functionelle Thätigkeit besitzen. Nur müssen wir uns dagegen verwahren, daſs
man etwa das, was wir von Zellen sagen, in einem Gegensatze
zu den Nerven auffasse. Wir haben stets hervorgehoben, daſs
sowohl die isolirten, als die zu gröſseren Formge-
bilden zusammengewachsenen oder ausgewachsenen

25

Zellen, zu denen also auch Nerven und Muskeln gehören, lebend und reizbar sind. Aber Nerven und Muskeln
sind, wenn auch höher organisirte, edlere und wichtigere Theile,
immer nur Theile neben anderen, coordinirten Theilen, von
denen jeder seine eigenthümlichen Leistungen hervorbringt und
andere zu den ihrigen anregen kann. Denn nicht blofs die
Nerven erregen die eigenthümliche Function der Muskeln und
der anderen Theile, sondern auch diese anderen Theile erregen
ihrerseits die Function der Nerven.

Es ist daher keine Noth, dafs wir durch unsere vielen
Lebensheerde die Einheit des lebenden Organismus verlieren.
Freilich die Einheit im Sinne der Nervenpathologie sind wir
aufser Stande aufzuweisen. Der *Spiritus rector* fehlt; es ist
ein freier Staat gleichberechtigter, wenn auch nicht gleichbe-
gabter Einzelwesen, der zusammenhält, weil die Einzelnen auf
einander angewiesen sind, und weil gewisse Mittelpunkte der
Organisation vorhanden sind, ohne deren Integrität den einzelnen
Theilen ihr nothwendiger Bedarf an gesundem Ernährungsmaterial nicht zukommen kann. Denn allerdings kann nicht
jede Zelle sich ihre Ernährungsstoffe beliebig weit herholen;
die meisten sind auf ihre Nachbarschaft angewiesen, denen sie
je nach der Gröfse der Affinität ihrer inneren Substanz eine
gröfsere oder geringere Menge von Stoff entziehen. Man kann
daher immerhin mit Hrn. Spiefs sagen, dafs ihnen das Ernährungsmaterial „geboten" werden müsse, allein man mufs
hinzufügen, dafs es bei ihnen steht, ob sie es nehmen wollen,
oder um weniger persönlich zu sprechen, die Intussusception
des in die Nachbarschaft einer Zelle gelangten Materials in ihre
eigene Substanz hängt wesentlich daran, ob die Zelle lebens-
kräftig ist und eine hinreichend grofse Anziehung zwischen ihrer
Substanz und dem Nachbar-Material besteht. Denn begreif-
licherweise reicht die blofse Anziehung zwischen den inneren
und äufseren Stoffen nicht aus, um die Intussusception der letzteren zu erklären; vermöge dieser Anziehung können ebenso
gut innere Stoffe der Zelle entzogen werden und nach aufsen
gelangen, wie es ja beim Stoffwechsel gewifs geschieht. In

26

einer lebenskräftigen Zelle mufs demnach ein gewisser Fond
von weniger bewegter oder in geringerer Veränderung begrif-
fener Substanz vorhanden sein, welcher durch gegenseitige Anziehung zusammenhält und den gewöhnlichen Einwirkungen
äufserer Substanz Widerstand leistet. Um diesen Grundstock
lagern sich wahrscheinlich die anderen, einem gröfseren Wechsel
unterworfenen und je nach dem Affinitäts-Verhältnifs zwischen
Innerem und Aeufserem bald zu-, bald abnehmenden Stoffe.

Als die relativ beständigen Theile der zelligen
Elemente zeigen sich die Membranen und Kerne, als
die mehr veränderlichen der Zelleninhalt. Erleiden die
ersteren wesentliche Veränderungen, so erhält sich auch die
Zusammensetzung des letzteren nicht ungestört. Wachsende
Theile büfsen von ihrer Functionsfähigkeit um so mehr ein, je
deutlicher sich an den Kernen Theilungs-Erscheinungen äufsern;
es erfolgt dann ein Zustand von Ermüdung, von Schwäche,
der nothwendig eine Aenderung des moleculären Zustandes des
wirkungsfähigen Zelleninhaltes andeutet. Andererseits ergibt
sich, dafs die Zellenmembran dem Durchtritte der Stoffe bald
mehr, bald weniger günstig ist, dafs sie verschiedenen Stoff
verschieden durchläfst und zu verschiedenen Zeiten für dieselben Stoffe verschieden durchgängig ist. Ein Blutkörperchen
läfst in seinem lebenskräftigen Zustande das Hämatin nicht nach
aufsen heraus, allein wenn es längere Zeit, sei es innerhalb,
sei es aufserhalb der Gefäfse liegen bleibt, so wird die Membran,
selbst zu einer Zeit, wo die Fortdauer ihrer Elasticität sich
nicht bezweifeln läfst, allmälig für das Hämatin permeabel. Man
sieht dann, wie ich das früher (Archiv Bd. I. S. 383.) geschildert habe, das Körperchen sich entfärben, während die Membran
sogar deutlicher wird und zugleich die umgebenden Flüssig-
keiten sich färben. Aeufsere Stoffe dringen ebenso wenig in
gleicher Weise in die Theile ein, wie wir am besten bei den
Farbstoffen (Krapp, Gallenfarbstoff u. s. w.) wahrnehmen; bestimmte Theile haben bestimmte Anziehungen für dieselben.

An verschiedenen Stellen meiner Pathologie habe ich einen
Umstand hervorgehoben, der, wie es mir scheint, für die Auf-

27

fassung dieser Erscheinungen von grofser Bedeutung ist; ich meine das Verhältnifs von Function und Nutrition. Die besten Physiologen unserer Zeit sind sehr geneigt, Beides zusammenzufassen, weil sich herausstellt, dafs die Function sowohl die Nutrition bestimmt, als von ihr abhängig ist und dafs wiederum Function und Nutrition auf innere Aenderungen des Molecularzustandes der Theile hinführen. So richtig diefs ist, so scheint mir doch der wesentliche Unterschied zu bestehen, dafs die Vorgänge der Nutrition auf einem unaufhörlich andauernden Austausch innerer und äufserer Stoffe, die der Function auf einer nur zeitweise auftretenden Veränderung in der Anordnung und Combination der in der Zelle augenblicklich gegebenen Stoffe beruhen (Spec. Pathol. I. S. 272.). Die functionellen Vorgänge bringen neue Gruppirungen der constituirenden Theilchen, die nutritiven erhalten die alte Gruppirung durch Austausch der veränderten Theile gegen neue, von aufsen bezogene. Hier giebt es nun freilich einen Punkt, wo die Grenzlinien sich zu verwischen scheinen, und das sind die Erscheinungen des Tonus. An einer früheren Stelle (dieses Archiv Bd. VI. S. 139.) habe ich versucht, diese Schwierigkeit zu heben, indem ich gegenüber der Deutung der Physiologen, welche in dem Tonus entweder eine besondere Art der Function oder überhaupt gar nichts anderes, als die gewöhnliche Function sehen, denselben vielmehr im Sinne der Pathologie als ein nutritives Phänomen in Anspruch nahm. Denn die Pathologen, von denen doch der Ausdruck herstammt, dachten bei Tonus nicht nothwendig an die Muskeln, sondern an alle möglichen Theile, und Atonie bedeutet nicht blofs die Schwächung contractiler Theile, sondern auch den Verlust der Elasticität, ja überhaupt die Abnahme der Cohäsionskraft nicht nur der zelligen Elemente selbst, sondern auch der Intercellularsubstanzen. Der Tonus bezeichnet das normale Maafs der vitalen Leistungsfähigkeit der Elemente, welches abhängig ist von ihrem Ernährungszustande und welches Vorbedingung der Function ist; er stellt die Summe derjenigen Eigenschaften dar, welche an einem regelmäfsig ernährten Theile zur Erscheinung gelangen,

28

ohne dafs eine besondere Reizung oder Erregung stattfindet. Muskeltonus kann demnach nur für diejenigen Erscheinungen in Anspruch genommen werden, welche während des einfachen Ernährungszustandes von dem Muskel fortwährend ausgehen und deren Höhe mit der Ernährung zu- und abnimmt, während die Contractionsgröfse zunächst im Verhältnisse steht zu der gröfseren oder geringeren Gröfse der Reizung, welche der Muskel von aufsen erfährt. Atrophie und Hypertrophie ändern unter allen Verhältnissen den Tonus, aber sie bestimmen nicht direct die Function selbst, sondern nur die Möglichkeit derselben.

Die exclusive Nervenphysiologie sucht freilich in allen Gebilden die Nerven als das Wirksame zu behaupten. So meint Eckhard (Grundzüge der Physiologie des Nervensystems. Giefsen 1854. S. 147.), dafs, wenn es wirklich einen Muskeltonus gäbe, dieser sich dadurch äufsern würde, dafs alle Muskeln, so lange sie mittelst lebender Nerven in Verbindung mit einem Centralorgan seien, sich in einem andauernden Zustande mäfsiger Contraction befinden. Allein bei den Gefäfsmuskeln, wo es doch am fiächsten liegt, den Tonus als Ursache gewisser, anhaltender Contractionszustände zu denken, finden wir, wie ich schon öfters erwähnt habe, Orte, wo gar keine Nerven bekannt sind, z. B. im Nabelstrang. Man sollte demnach meinen, dafs es sich hier allerdings um eine den Muskeln selbst innewohnende Eigenschaft handle. Allein, wie Eckhard an einer anderen Stelle sagt (S. 58.), die Nervenphysiologie kann unter einem Muskel nur eine Substanz verstehen, von welcher sie beobachtet hat, dafs sie sich bei der Reizung zu derselben sich begebender Nerven zusammenzieht, und sie kann sich defshalb um alle diejenigen Substanzen nicht kümmern, an denen man Zusammenziehungen beobachtet hat, ohne Nerven in sie eindringen zu sehen und von diesen aus die Substanz in Thätigkeit gesetzt zu haben. „Es fallen also", heifst es weiter, „aus dem Bereich ihrer Betrachtung für die gegenwärtige Frage aus: die Flimmerbewegung, die sogenannte contractile Substanz der niederen Thiere, die Herzanlage der Embryonen, so lange mittelst Nerven noch nicht auf die Herzsubstanz gewirkt werden

29

kann, und ähnliche. Alle diese Fälle beweisen dem Physiologen im günstigsten Falle weiter Nichts, als dafs es im Thier-
körper vom Nervensystem unabhängige Bewegungen gibt und
welche er nicht leugnet."

Also gibt es doch vom Nervensystem unabhängige Bewegungen und es fragt sich zunächst, ob diese Bewegungen an
zellige Elemente gebunden sind. Für die Flimmerbewegung
ist diefs seit langer Zeit bekannt, und seit es mir gelungen ist,
chemische Erreger für dieselben zu finden (Bd. VI. S. 133.),
darf man wohl vermuthen, dafs hier die Irritabilität an die
Zellensubstanz geknüpft ist. Was die contractile Substanz der
niederen Thiere betrifft, die sogenannte Sarcode, so hat Leydig
(Müller's Archiv 1854. S. 278.) gezeigt, dafs sie, wenigstens
beim Armpolypen, in Zellen enthalten ist. Von der Herzanlage
der Embryonen, welche R. Wagner in neuerer Zeit zum
Gegenstande zahlreicher Experimente gemacht hat, steht es
fest, dafs sie aus zelligen Elementen zusammengesetzt ist, aus
denen sich die spätere Muskulatur des Herzens aufbaut. Zum
mindesten können wir daher wohl schliefsen, dafs sowohl an
diesen Theilen, als an den Nabelgefäfsen die Reizbarkeit gewissen zelligen Elementen innewohnt, die, soviel wir wissen,
nicht vom Nervensystem her den Anstofs ihrer Thätigkeiten
empfangen.

Alle Experimente und Erfahrungen, welche man an Muskeln,
die wirklich mit Nerven in Verbindung stehen, gemacht hat und
welche für eine selbstständige Erregbarkeit sprechen, werden
von „der Nervenphysiologie" mit dem Einwande beseitigt, dafs
doch möglicherweise die letzten Endigungen der Nerven noch
wirksam gewesen sein könnten. Freilich hat die Nervenphysiologie sich um manche Dinge z. B. um die schönen Erfahrungen
von Duchenne noch wenig bekümmert. Allein auf der anderen
Seite läfst sich nicht leugnen, dafs vom anatomischen Standpunkte aus hier noch eine Lücke der Beobachtung vorliegt.
Man sollte allerdings untersuchen, ob bei allen Lähmungen sich
die Degeneration der Nerven bis in die Muskeln verfolgen läfst.
Denn bei den acuten Lähmungen ist höchstens eine grofse

30

Wahrscheinlichkeit zu gewinnen. So habe ich durch Experimente mit Münter (Encyclop. Wörterbuch der Berliner Medic.
Facultät. Art. Worara) nachgewiesen, daſs durch die Vergiftung
mit Worara alle rothen Muskeln der Thiere gelähmt werden,
nur das Herz nicht, und Bernard hat später gefunden, daſs
dabei die Erregbarkeit der Nerven aufhört, während die der
Muskeln fortbesteht — eine Verbindung von Thatsachen, welche
sehr schön die Autonomie der Herzcontraction und zugleich
die specifische Oertlichkeit der Giftwirkung darthut. Aber wie
will man den Einwand zurückschlagen, daſs in den letzten
Nervenenden auch unter solchen Verhältnissen noch etwas
Erregbarkeit vorhanden sein könne? Hier bleibt zuletzt nichts
weiter übrig, als auf die alte und in der letzten Zeit von
C. H. Schultz nochmals entdeckte Erfahrung von der Contractilität der unter dem Mikroskop isolirten Muskelprimitivbündel
hinzuweisen.

In der That sollte man kaum glauben, daſs eine so groſse
Bedeutung auf den experimentellen Nachweis von dem Sitze
der Contractilität in der Muskelsubstanz gelegt werden könne.
Wenn es einmal anerkannt wird, daſs die Contractilität nicht
in dem Nerven sitzt und demnach von dem Nerven auch nicht
dem Muskel mitgetheilt werden kann, so muſs sie doch wohl
dem Muskel zukommen, und die einzige Frage, die aufgeworfen
werden kann, darf nur die sein, ob dieses dem Muskel bei-
wohnende Vermögen, sich zu verkürzen, nur durch Innervation
zur Aeuſserung gebracht werden kann oder ob es auch andere
Erregungsmittel dafür gebe. Es kann demnach nicht die Reizbarkeit des Muskels im Allgemeinen, sondern nur die Breite
seiner Reizbarkeit in Frage kommen. Finden sich aber in der
Natur reizbare Elemente, deren muskulöse Natur nicht be-
zweifelt wird, deren Verbindung mit Nerven aber entweder
unbekannt oder geradezu unmöglich ist, wie dieſs bei den Nabel-
gefäſsen und der Herzanlage des Embryo vor der Entwicklung
der Herznerven der Fall ist, so ist auch entschieden, daſs
muskulöse Elemente ohne Innervation reizbar sein können, und
man kann dann als letzte und strengste Forderung noch die

31

„der Nervenphysiologie" aufstellen, dafs für jede besondere
Muskelanordnung erforscht werde, ob sie für andere, als nervöse
Reize zugänglich sei. Allein auch ohne die Erfüllung dieser
Forderung, ja selbst wenn gezeigt werden sollte, dafs der
Muskel des erwachsenen Wirbelthieres auf keinen anderen Reiz,
als auf den ihm durch einen Nerven zugekommenen mit einer
Verkürzung antwortet, können wir es als zweifellos betrachten,
dafs die Fähigkeit der Verkürzung d. h. die Contractilität auf
der eigenthümlichen Beschaffenheit der Muskelsubstanz (Syntonin
Lehmann) beruht.

Genau dieselbe Stellung, welche die Nervenphysiologie zu
der Muskelfunction einnimmt, behauptet die Nervenpathologie
zu der Nutrition. Auch sie läfst die Beweisführung, welche
sich auf die nervenlosen Gebilde stützt, nicht zu, sondern indem
sie oft genug eine viel gröfsere Vertheilung der Nerven suppo-
nirt, als bisher erfahrungsgemäfs nachgewiesen ist, so behauptet
sie, dafs eine Nutrition ohne Innervation gänzlich unstatthaft
sei. Allein hier befinden wir uns in einer ungleich glücklicheren
Lage, da wir uns auch bei dem erwachsenen Wirbelthiere mit
grofser Bestimmtheit auf die Existenz anatomischer Territorien
stützen können, welche eine deutliche Begrenzung der Veränderungen darbieten, ohne dafs eine analoge Vertheilung von
Nervenfäden besteht. In meinem Artikel über die parenchymatöse Entzündung (Bd. IV. S. 285.) habe ich gezeigt, dafs wir
die Begrenzung der Erkrankungen im Bindegewebe, in den
Knochen, in der Hornhaut, also in Theilen, welche Nerven besitzen, auf einzelne Zellenterritorien zurückführen können, und
dafs wir sogar im Stande sind, diese beschränkten Erkrankungen
experimentell hervorzurufen. Wenn wir irgend eine ganz kleine
Stelle des Gewebes, welche nur sehr wenige Zellenterritorien
umfafst, durch Entzündungsreize (Glühhitze, Aetzmittel) in einen
pathischen (passiven) Zustand versetzen, so erfolgt zunächst
im Umfange dieser Stelle eine Reihe activer (reactiver) Veränderungen, welche bei einer gewissen Höhe der Reizung sehr
bald in wirkliche Neubildung von Elementen auslaufen. Die
Kerne vermehren sich, die Zellen gerathen in Theilungen und

32

es entsteht ringsherum ein neoplastischer Hof, wie man diefs
übrigens seit langer Zeit aus der gröberen Beobachtung kennt.
Hier hat man sich gewöhnlich mit dem Exsudat ausge-
holfen, das man einer besonderen Thätigkeit der Gefäfse zuschrieb. Abgesehen davon, dafs man sich bei dieser Thätigkeit
gar nichts denken kann, so wird die Beweisführung äufserst
präcis an solchen Stellen, wo überhaupt keine Gefäfse in der
nächsten Umgebung des Erkrankungsheerdes liegen. Ich kann
hier immer nur wieder auf die Mitte der Hornhaut hinweisen,
obwohl die Nervenpathologie sich damit nicht ganz befriedigt
erklärt. Indefs giebt es doch auch zahlreiche andere Punkte.
So habe ich insbesondere die Hautpapillen hervorgehoben (Bd. IV.
S. 389.), welche zuweilen in einem ganz kleinen Theile ihres
Umfanges Neubildungen zeigen, welche aus localen Reizungen
hervorgehen, ohne dafs gerade dieser einzelnen Stelle besondere
Nervenabtheilungen oder Gefäfse entsprechen. Bei dem Wachsthum der Chorionzotten habe ich dargethan (Würzb. Verh.
Bd. IV. S. 376.), dafs die Bildung neuer Knospen und Veräste-
lungen mit der Vergröfserung und knospenartigen Auftreibung
des Epithels beginnt und dafs erst secundär hinter den Epithelknospen die partielle Hyperplasie des Grundstockes folgt. An
solchen Stellen finden sich gar keine Nerven und oft auch
keine Gefäfse, vielmehr müssen die Epithelknospen sich durch
die Intussusception von mütterlichen Säften vergröfsern, und
ihr Wachsthum ist daher auch am reichlichsten, wo die Pla-
centarzotten in die mütterlichen Gefäfse hineinwachsen. — Selbst
an den Muskeln kann man im Umfange pathologischer Stellen
die Kernvermehrung in einer Beschränkung sehen, welche in
keiner Weise der bekanntlich oft sehr spärlichen Vertheilung
von Nerven und der besonderen Anordnung der Gefäfse entspricht.
Mit einem Worte, die Reizbarkeit der einzelnen, zelligen
Gewebselemente entspricht durchaus der Voraussetzung ihrer
vitalen Autonomie, und insbesondere die Vorgänge der Neubildung junger Elemente aus den präexistirenden Theilen geschieht
unter ähnlichen Verhältnissen, wie die Furchung und Theilung

33

des Eies nach der Einwirkung des Samens. So wenig bei der letzteren eine besondere Innervation nachweisbar ist, so schwierig würde es sein, sie bei der pathologischen Cytogenesis zu zeigen. Denn man darf nicht übersehen, daſs man nicht mit einer ganz allgemeinen Innervation der Theile, die ich mit einigen Beschränkungen nicht in Abrede stellen will, auskommt. Um die vielen Besonderheiten in dem Gange des Ernährungs- und Bildungsgeschäfts zu erklären, und zugleich die Beschränkung dieser Besonderheiten auf ganz kleine Gebilde zu motiviren, müſste man nicht bloſs darthun, daſs die Nerven auf die kleinsten Gebilde einen isolirten Einfluſs besitzen, sondern auch daſs derselbe Nerv qualitativ Verschiedenes leisten könne, was allen bisherigen Erfahrungen widerspricht. Wie ist es möglich, mit Romberg zuzulassen, daſs eine fehlerhafte Innervation Hypertrophie, Tuberkel und Krebs hervorbringen könne, wo wir doch wissen, daſs diese Produkte qualitativ verschieden sind und sich in das Prokrustes-Bett der Henle'schen Hypertrophie nicht fügen? Hier bleibt doch nichts weiter übrig, als daſs dasselbe Element unter der Einwirkung verschiedener Körper Verschiedenes leistet, nicht wie der Muskel, der sich mehr oder weniger oder gar nicht contrahirt.

Durch genauere Beobachtung ist bis jetzt nichts weiter festgestellt, als daſs die Lähmung gewisser Nerven mit consecutiven Ernährungsstörungen gewisser Parenchyme zusammenhängt. Niemals hat man einen sicheren Beweis liefern können, daſs Erregung gewisser Nerven eine Steigerung der Ernährung damit in Verbindung stehender Theile hervorruft, es sei denn durch das Medium der Function. Allein selbst von den neuroparalytischen Ernährungsstörungen ist noch immer nicht sicher dargethan, daſs die Ernährungsstörung der unmittelbare Effect der Neuroparalyse ist. Die einzige Erfahrung, welche dafür zu sprechen scheint, ist das bekannte Experiment von Magendie und die sich daran anschlieſsenden pathologischen Beobachtungen, wo nach Durchschneidung oder Lähmung des Quintus entzündliche Erweichung der Hornhaut auftritt. Hierbei sind gewiſs zwei Umstände sehr bemerkenswerth. Einmal die

34

Beschränkung der bedeutenderen Ernährungsstörung auf die Hornhaut, da doch der Quintus nicht blofs die Hornhaut innervirt. Liegt es hier nicht sehr nahe, dafs gewisse ungewöhnliche Bedingungen, unter welche gerade die Hornhaut versetzt wird, erst secundär und mittelbar die Ernährung stören? Dafür spricht eben auch der zweite Umstand, dessen ich gedenken mufs, nämlich der mehr active Charakter des Prozesses. Es handelt sich hier nicht um eine einfache Erweichung, eine Art von Brand, sondern um einen wirklich entzündlichen Prozefs, der mit Röthung, Schwellung, Trübung, Exsudation und Eiterbildung einherschreitet, der also eine Reizung voraussetzt. Wenn hier wirklich die Lähmung d. h. der Mangel an Einwirkung seitens des Nerven eine active Steigerung der Ernährungs- und Bildungsvorgänge anregen sollte, so würde eine vollständige Verwirrung in unserer Auffassung der Prozesse stattfinden. Während die Lähmung eines Nerven auch die Lähmung des entsprechenden Muskels bedingt, also einen Mangel, so müfste hier gerade das Gegentheil stattfinden. Fassen wir diese Einwendungen zusammen, so scheint es uns kaum zweifelhaft, dafs die empirische Erklärung der an sich vollständig sicheren Thatsache noch nicht gefunden ist. Wie bei der Lungenaffection, welche nach der Durchschneidung der *Vagi* entsteht, das reizende Moment von Traube in dem Herabfliefsen von Mundflüssigkeiten in die Luftwege nachgewiesen worden ist, so dürfte auch bei der Hornhautaffection nach Paralyse des Trigeminus ein äufserer Reiz aufzusuchen sein. Freilich hat A. v. Graefe (Archiv f. Ophthalmologie 1854. I. S. 310.) gezeigt, dafs weder die einfache Abtragung der Augenlider, noch die gleichzeitige Exstirpation der Thränendrüse genügen, um ähnliche Affectionen hervorzurufen, allein Thatsache ist, dafs nach der Durchschneidung des Trigeminus aufser der Trockenheit des Auges und der Hervordrängung des Bulbus reichliche Anhäufungen sowohl von Secretstoffen, als von fremden Körpern auf der Oberfläche des Bulbus stattfinden, und dafs die Thiere, wegen der bestehenden Unempfindlichkeit der Theile, dieselben nicht entfernen.

35

Wenn es nun andererseits feststeht, daſs die Nerven einen sehr evidenten Einfluſs auf die Arterien- und Venenwandungen, soweit dieselben muskulöse Elemente besitzen, ausüben, daſs sie also durch Lähmung oder Erregung dieser Elemente die erheblichsten Veränderungen in den Durchmessern der Gefäſs- lichtung und damit eine gröſsere oder geringere Zufuhr von Blut zu den einzelnen Theilen bedingen können, so muſs man sich wohl hüten, Veränderungen, welche die Nerven in den Theilen durch Vermittelung der Gefäſse hervorrufen, als direct trophische anzusprechen. Ja man darf diesen Einfluſs um so weniger überschätzen, als erfahrungsgemäſs nur die Verminde- rung der Blutzufuhr eine directe Verminderung der Ernährung, aber keineswegs die Vermehrung der Zufuhr eine unmittelbare Steigerung der Ernährung im Gefolge hat (Vgl. meine Spec. Pathol. I. S. 274.). Man begreift daher z. B. leicht, daſs S c h i f f nach Nervendurchschneidung die auffälligste Atrophie, nament- lich der wachsenden Knochen verfolgen konnte, und ich habe mich bemüht, eine ganze Reihe solcher n e u r o t i s c h e n Atro- phien zusammenzustellen (Spec. Path. I. S. 319.). Allein es ist nicht begreiflich, daſs, wie S c h i f f gefunden zu haben glaubt, nach derselben Durchschneidung von Nerven sich auch Hypertrophien der Knochen als Folge der Neuroparalyse ent- wickeln sollen. Ich habe selbst seine Präparate gesehen und mich überzeugt, daſs es sich dabei entweder um einfache Pe- riostwucherungen (Osteophytbildung durch Periostitis), oder um wirkliche Nekrosen mit peripherischer Knochenneubildung handelt, und es scheint mir kaum zweifelhaft, daſs in solchen Fällen entweder das Periost direct verletzt wurde, oder daſs sich entzündliche Prozesse von der Wunde aus auf dasselbe fortsetzten.

Es ergibt sich demnach durch eine vorurtheilsfreie Prü- fung der Thatsachen, daſs eine directe active Steigerung der Ernährung nach den bisherigen Erfahrungen nir- gends auf vermehrte Innervation zurückgeführt wer- den kann. Die Nervenpathologie könnte nun allerdings, wie die Nervenphysiologie, fort argumentiren, daſs es uns nicht ge-

3 *

36

stattet sei, die Erfahrungen an nervenlosen Theilen auf die nerven-
haltigen anzuwenden. Um dieſs jedoch zu können, müſste man
erst eine sichere und unzweideutige Thatsache auffinden, wie sie
die Nervenphysiologie in dem Falle der vom Nerven aus erregten
Contraction besitzt. So lange eine solche aber nicht gewonnen
ist, liegt gar keine thatsächliche Veranlassung vor, die Frage
von der absoluten Abhängigkeit der Ernährung von den Nerven
zu verfolgen. Im Gegentheil ergibt sich uns für die Pflanzen,
die niederen Thiere und eine groſse Zahl von Geweben höherer
Thiere die unzweifelhafte Erfahrung, daſs sie auf die erregende
oder reizende Einwirkung gewisser äuſserer Körper active Veränderungen ihrer Ernährung erfahren, welche bei einer gewissen
Höhe oder Qualität der Erregung oder Reizung in wirkliche
Neubildung ausgehen. Dieſs ist, wie die Medicin seit langer
Zeit sagt, die Reaction der lebenden Theile. Wie der
Muskel auf den Reiz zuckt, so geschieht hier eine Reihe activer
Vorgänge, die von der bloſs vermehrten Aufnahme von Ernährungsmaterial bis zu der Kern- und Zellentheilung d. h. der
Gewebswucherung fortschreiten. Gleichwie ein Pflanzentheil
da, wo er einer häufigen Reibung, einer Verletzung, einem
fortdauernden chemischen Reiz ausgesetzt ist, sich vergröſsert
und z. B. ein Insectenstich eine Geschwulst, eine Galle hervorruft, so bedingt auch die Einwirkung einer mechanischen,
chemischen oder wie sonst gearteten Reizung an den thierischen
Geweben Vergröſserung, Wachsthum, endlich Neubildung.

Wenn der Nerv die Eigenschaft der Reizbarkeit, der Fähigkeit erregt zu werden, im höchsten Maaſse genieſst, so kommt
sie doch nicht bloſs ihm zu. Vielmehr gestattet die eigenthümliche Weichheit und Zartheit seiner Zusammensetzung
eine Reaction oder genau gesagt, Action auf Reize, welche an
den meisten anderen Theilen nicht genügen, um eine erheb-
liche Veränderung in der Gruppirung der constituirenden Theilchen hervorzurufen. Allein dafür sind ihm auch die Bedingungen
für die Regulation solcher Störungen ungleich günstiger und die
Erscheinungen am Nerven tragen daher ungleich häufiger den
functionellen und nicht den nutritiven Charakter. Aehnlich ver-

37

hält es sich mit dem Muskel, obgleich sich bei demselben regu-
latorische Einrichtungen von der Vollkommenheit, wie bei den
Nerven nicht finden, und namentlich jene Zerstreuung der Störungen, welche bei der grofsen Ausdehnung und häufigen Verbindung der nervösen Elemente so leicht geschieht (Spec. Path.
I. S. 16.), bei den mehr vereinzelten Muskelelementen wenig
möglich ist.

Wenn wir demnach allen lebenden Elementen, Nerven und
Muskeln so gut, wie einfachen Zellen und Zellenderivaten die
Möglichkeit einer Action auf äufsere (d. h. natürlich nur für das
getroffene Element äufsere) Einwirkung zusprechen, so können
wir allerdings eine gewisse Trennung aufstellen, deren genauere
Bezeichnung wichtig sein dürfte. Alle lebenden Elemente können
auf eine, ihnen von aufsen zukommende Störung (nie durch
Selbsterregung) eine nutritive Veränderung erfahren; nur einzelne (Nerven, Muskeln, Wimpern, Drüsenzellen?) sind im Stande,
eine auffälligere functionelle Leistung ohne deutliche nutritive
Veränderung hervorzubringen. Bezeichnet man letzteres im
Sinne von Haller als Irritabilität, so kann man ersteres
im Sinne der älteren Medicin als Excitabilität unterscheiden.

Die Irritabilität im engeren Sinne des Wortes ist eine auf
eine kleinere Klasse von Gewebselementen beschränkte Eigenschaft, welche eine besondere specifische Feinheit der inneren
Zusammensetzung voraussetzt. Die Erregungsfähigkeit
oder Excitabilität im weiteren Sinne ist dagegen eine
allgemeine Eigenschaft alles Lebendigen, gebunden
an die zelligen Elemente, die eigentlichen vitalen
Einheiten. Wie der Physiker Trägheit und Schwere, Aus-
dehnbarkeit und Zusammendrückbarkeit als allgemeine Eigenschaften alles sinnlich wahrnehmbaren Stoffes betrachtet, so
mufs der Biolog die Erregbarkeit auf allen belebten Stoff aus-
dehnen. Da nun aber alles Leben an die Existenz und die
Entwicklung zelliger Elemente gebunden ist, so mufs auch die
biologische Grundanschauung auf diesen erbaut werden. Diefs
kann aber um so unzweifelhafter geschehen, als die organischen
Einheiten innerhalb der Grenzen sinnlicher Wahrnehmung liegen,

38

während die Einheiten des Physikers, die physikalischen Mole-
cüle und Atome, nur aus sinnlich gewonnenen Voraussetzungen
erschlossen werden und philosophisch so wenig befriedigen,
dafs wir ihre Annahme nur als einen provisorischen Abschlufs
der Forschung betrachten können.

Wenn wir nun eine Cellular-Pathologie als Grundlage der medicinischen Anschauung fordern, so handelt
es sich um die concreteste, vollkommen empirische Aufgabe,
in der von aprioristischer oder willkürlicher Speculation keine
Rede ist. Alle Krankheiten lösen sich zuletzt auf in active
oder passive Störungen gröfserer oder kleinerer Summen der
vitalen Elemente, deren Leistungsfähigkeit je nach dem Zustande
ihrer moleculären Zusammensetzung sich ändert, also von physikalischen und chemischen Veränderungen ihres Inhaltes abhängig
ist. Die physikalische und chemische Untersuchung haben dabei
die allergröfste Bedeutung, und wir können der Richtung, wie
sie sich namentlich in dem Vereine für gemeinschaftliche Arbeiten zur Förderung der wissenschaftlichen Heilkunde zu sam-
meln bestrebt gewesen ist, nur eine gedeihliche Entwicklung
wünschen. Aber man darf sich auch nicht verhehlen, dafs die
Geschichte des Stoffwechsels einen befriedigenden Abschlufs erst dann finden kann, wenn sie auf die einzelnen activen
Theile zurückgeführt ist, mit anderen Worten, wenn jedem Gewebe und jedem krankhaft veränderten Theile eines Gewebes
die besondere Rolle zugesprochen werden kann, welche er in
jener Geschichte zu spielen hat. Mag man daher auch mit den
Aufsenwerken anfangen, so mufs man doch über dem Harn und
Schweifs und den sonstigen Abfällen der organischen Thätigkeit
das Ziel nicht aus dem Auge verlieren oder sich vorstellen, dafs
diese Abfälle selbst schon das Ziel sein könnten. Man würde
dann immer wieder Gefahr laufen, in einer mehr oder weniger
exclusiven Humoralpathologie Schiffbruch zu leiden.

Der praktische Arzt aber wird, wenn er sich einmal durch
eigene Anschauung von der feineren Einrichtung des Leibes
überzeugt hat, sich leicht daran gewöhnen können, seine Erfahrungen in Einklang mit dieser Anschauung zu setzen, und, wie

39

ich mich ausdrückte, mikroskopisch zu denken. Wenn der
Physiker im Stande ist, seiner Grundanschauung gemäſs die
Vorgänge auf die Bewegung von Molecülen zu übertragen, die
er nie sah und nie sehen wird, so ist der Mediciner in einer
viel glücklicheren Lage. Hat er sich doch schon daran gewöhnt, von Capillaren und Nervenfäden, die er auch nicht mehr
mit bloſsem Auge verfolgen kann, sogar mehr als nöthig und
gerechtfertigt ist, zu denken und zu sprechen! Die Aufgabe
unserer Zeit ist es, die Grundlagen einer Anschauung zu gewinnen, welche sich auf die Erkenntniſs der besonderen Eigenthümlichkeiten und Beziehungen der besonderen Gewebselemente stützt, welche demnach, wie ich früher ausführte (Bd. VII.
S. 23.), wesentlich specifisch, d. h. localisirend ist. So kann
eine wirklich wissenschaftliche und praktisch nutzbare Pathologie gewonnen werden, aber wir sind auch überzeugt, daſs
nur das der Weg zu der Pathologie der Zukunft ist.

Gustav Adolph Spiess: Die Cellular-Pathologie im Gegensatz zur Humoral- und Solidarpathologie

Wolfgang U. Eckart

Wolfgang U. Eckart ✉
Universität Heidelberg, Institut für Geschichte und Ethik der Medizin, Heidelberg, Deutschland
e-mail: wolfgang.eckart@histmed.uni-heidelberg.de

© Springer-Verlag Berlin Heidelberg 2016
W. U. Eckart (Hrsg.), *Rudolf Virchow und Gustav Adolph Spiess*,
Klassische Texte der Wissenschaft, DOI 10.1007/978-3-642-41681-1_3

XVI.

Die Cellular‑Pathologie im Gegensatz zur Humoral‑ und Solidarpathologie.

Von Dr. G. A. Spieſs, pract. Arzte in Frankfurt a. M.

In dem ersten Hefte des achten Bandes dieses Archivs hat der geehrte Herausgeber desselben unter dem Titel „Cellular‑Pathologie" einen Aufsatz veröffentlicht, in welchem derselbe — wie er früher schon wiederholt mit grofsem Erfolge gethan hat — mit der ihm eignen Schärfe und Klarheit den Standpunkt bezeichnet, von dem aus er selbst die pathologische Wissenschaft betrachtet und von dem aus, nach seiner Ansicht, diese Wissenschaft allgemein betrachtet und bearbeitet werden sollte. Er bezeichnet diesen Standpunkt als den der Cellular‑Pathologie. Er hält dafür, daſs diese Cellular‑Pathologie die lang erstrebte wahre und vollständige Vereinigung aller älteren und neueren Humoral‑ und Solidarpathologien sei, und spricht sehr bestimmt seine Ueberzeugung dahin aus, daſs nur diese Cellular‑Pathologie die Pathologie der Zukunft sein könne, daſs ihre Durcharbeitung freilich eine lange Reihe von Jahren in Anspruch nehmen werde, — wie ja auch die Reformen eines Paracelsus, Vesal und Harvey Jahrhunderte erfordert hätten, daſs aber diese Durcharbeitung um so rascher und vollständiger gelingen werde, je mehr und je allgemeiner man lernen werde, in pathologischen Dingen das Mikroskop auf die rechte Weise zu gebrauchen, insbesondere aber auch mikroskopisch zu denken.

304

Irre ich nicht sehr, so haben einige Bemerkungen, die ich
in meiner Abhandlung „zur Lehre von der Entzündung", über
den „neuen Vitalismus" meines geehrten Freundes gemacht
habe, demselben wenigstens theilweise die Veranlassung zu
dem hier in Rede stehenden Aufsatz gegeben, und gewiſs
werden Viele es mit mir demselben Dank wissen, daſs er
so offen und klar seine Grundansicht ausgesprochen hat.
Andererseits erweist Virchow mir die freilich etwas zweifelhafte Ehre, mich als einen besonders entschiedenen Vertreter
der ihm gegenüberstehenden Solidarpathologie, oder vielmehr
als denjenigen zu bezeichnen, der in neuester Zeit die Con-
sequenzen der Solidarpathologie, die „bekanntlich überall in
eine Nervenpathologie aufgegangen" sein soll, am weitesten
verfolgt und sich darüber offen erklärt habe. In beiden Beziehungen glaube ich das Recht in Anspruch nehmen zu dürfen,
und gewissermaſsen selbst die Pflicht zu haben, von meinem
Standpunkte aus einige Bemerkungen über diese neue Cellular-
Pathologie zu machen, die uns als die Pathologie der Zukunft
von so competenter Weise angekündigt wird. Dieselben werden
nur in geringem Maaſse kritischer oder gar polemischer Natur
sein, denn ich finde mich in vielen wesentlichen Punkten mit
der Ansicht meines geehrten Freundes vollkommen einverstanden. Wohl aber dürfte es noch nicht zu spät, gewiſs aber
auch nicht zu früh sein, einige bescheidene Zweifel hinsichtlich
der ausschlieſslichen Berechtigung dieser neuen Cellular-Pathologie zu äuſsern und vor allem vor den Gefahren zu warnen,
denen man auch bei ihrer Verfolgung wie bei jeder eifrigen
wissenschaftlichen Bearbeitung eines Gegenstandes nur zu leicht
sich aussetzt. Virchow hat zwar die Ueberzeugung, daſs
erst die jüngere Generation, „welche nicht den Auszug aus
Aegypten mitgemacht hat", im Stande sein wird, die ganze
Bedeutung der jetzt geschehenden Reform zur Erscheinung zu
bringen, und er mag auch darin vollkommen Recht haben.
Noch aber sind wir nicht in dem gelobten Lande angelangt,
und so dürfte auch den älteren Reisegefährten, die, wie ich,
nicht nur den Auszug mitgemacht, sondern auch die Drangsale

305

Aegyptens noch geraume Zeit schmerzhaft genug empfunden
haben, wenigstens da ein Wort vergönnt sein, wo es sich
darum handelt, welche Richtung und welcher Weg einzu-
schlagen und zu verfolgen ist. Wer Aegypten nicht aus eigner
Erfahrung kennt, der kann leichter Gefahr laufen, auch bei der
besten Absicht auf falschem Wege aus der Wüste, statt in das
Land der Verheifsung, wieder in die alte Sklaverei zurück zu
gelangen. Doch lassen wir die Gleichnisse. Kommt es doch
vor allem darauf an, dafs man sich gegenseitig versteht, wenn
man sich verständigen, dafs man seinen Standpunkt und seine
Richtung scharf und bestimmt bezeichnet, wenn man sich über
einen gemeinsam einzuschlagenden Weg einigen will, und eine
Verständigung über einen gemeinsamen Weg und gemeinsames
Arbeiten ist vor allem heutzutage ein unabweisliches Bedürfnifs,
wo es sich nicht mehr darum handelt, mit subjectiver Willkühr
ein Phantasiegebäude der Wissenschaft aufzuführen, womit zur
Noth wohl einer allein fertig wird, sondern dieselbe, soweit
diefs möglich ist, mit wirklichen und erfahrungsmäfsigen Thatsachen aufzubauen, zu deren Herbeischaffung und Bearbeitung
Tausende von Händen erforderlich sind.

Das Wesentliche von Virchow's Cellular-Pathologie,
wie sie derselbe als Grundlage der medicinischen Anschauung
fordert, und wobei es sich um die concreteste, vollkommen
empirische Aufgabe handeln soll, in der von aprioristischer
oder willkührlicher Speculation keine Rede ist, findet sich nun
in dem Satze ausgesprochen p. 38.: „Alle Krankheiten lösen
sich zuletzt auf in active oder passive Störungen gröfserer oder
kleinerer Summen der vitalen Elemente, deren Leistungsfähigkeit je nach dem Zustande ihrer moleculären Zusammensetzung
sich ändert, also von physikalischen und chemischen Veränderungen ihres Inhaltes abhängig ist." Hiermit ist nun zunächst
nur dasselbe gesagt, was heutzutage wohl ganz allgemeine
Geltung hat, dafs nämlich keine functionelle Störung denkbar
ist ohne Veränderung des materiellen Substrates, dessen Lebensäufserung jene Function ist, die eine Störung erleidet, sowie
umgekehrt, dafs eine jede Veränderung des materiellen Sub-

306

strates nothwendig eine entsprechende, mehr oder weniger be-
deutende functionelle Störung zur Folge haben mufs. Es ist
aber allerdings das grofse Verdienst der neueren Zeit überhaupt
und namentlich auch Virchow's, nicht nur diesen Satz in
seiner Allgemeinheit zur Geltung gebracht, sondern auch im
Einzelnen und Einzelnsten bereits viele der materiellen Veränderungen genau erforscht zu haben, die in der angegebenen
Weise den mannigfachen kränkhaften Lebensthätigkeiten zu
Grunde liegen. Unendlich viel mehr bleibt freilich auch hier
noch und zwar auf jedem Punkte zu thun übrig, und es mag
leicht nicht nur Jahrhunderte in Anspruch nehmen, bis alle
materiellen Veränderungen, deren der menschliche Organismus
fähig ist, genau erforscht sind, sondern es ist sogar viel mehr
als wahrscheinlich, dafs die Wissenschaft auf dieser Seite
ebensowenig als auf irgend einer andern je ihr endliches Ziel
erreicht. Es ist jedoch ebenso einleuchtend, dafs die Cellular-
Pathologie ihre Aufgabe und ihre Bedeutung für die Zukunft
nicht darin allein finden kann, die materiellen Veränderungen
mehr und mehr zu erforschen, als deren Folgen die mannigfachen krankhaften Lebensthätigkeiten sich darstellen. So vollkommen berechtigt und so zeitgemäfs die Cellularpathologie,
von dieser Seite betrachtet, auch sein mag, so würde sie doch,
wenn sie nichts anderes wollte, immer nur pathologische Anatomie, nicht Pathologie, nicht pathologische Physiologie sein und werden. Die Anatomie aber ist nur die nothwendige Grundlage der Physiologie, und wenn jene uns die
Form und die Mischung, kurz den Bau der organischen Körper
im Einzelnen wie im Ganzen kennen lehrt, so hat diese es
dagegen mit den Thätigkeiten derselben und mit den Gesetzen
zu thun, nach welchen diese Thätigkeiten erfolgen. Virchow
selbst beurtheilt sehr richtig das Verhältnifs von Function
und Nutrition, die heutzutage vielfach aber irrigerweise als
identisch angesehen werden, wenn er den Unterschied zwischen
beiden dahin bestimmt, dafs die Vorgänge der Nutrition auf
einem unaufhörlich andauernden Austausch innerer und äufserer
Stoffe, die der Function auf einer nur zeitweise auftretenden

307

Veränderung in der Anordnung und Combination der augenblicklich gegebenen Stoffe beruhen (l. c. p. 27.). Schon dem Umfange nach hat also die pathologische Anatomie jedenfalls ein beschränkteres Gebiet als die pathologische Physiologie, da sie, selbst zugegeben, daſs jede Functionsstörung nur der Ausdruck einer Veränderung des materiellen Substrates ist, es immer nur mit den dauernden materiellen Veränderungen, d. h. mit den sogenannten Ernährungsstörungen zu thun haben kann, die nur einen Theil, wenn auch einen sehr wichtigen und umfangreichen Theil der Pathologie ausmachen. Allein die Anatomie, sowohl die normale, wie die pathologische, hat es auch immer nur mit dem Gewordenen, mit dem Fertigen zu thun, während es gerade die wesentliche Aufgabe der Physiologie, sowohl der normalen, wie der pathologischen ist, das Werden, das Entstehen, mag sich dieſs nun auf die Function oder auf die Form und Mischung der organischen Körper und der organischen Substanz beziehen, und die Gesetze zu erforschen, nach denen dieses Werden und Entstehen zu Stande kommt. Insofern ist die Aufgabe der Physiologie, selbst in Bezug auf die Ernährungsstörungen eine ganz andere, als die der Anatomie. Man scheint nun zwar vielfach zu glauben, wenn man nur die verschiedenen aufeinanderfolgenden Entwicklungsstufen irgend einer materiellen Veränderung in möglichst vollständiger Reihe erforscht habe, so sei damit auch das Werden, das Entstehen jener Veränderung wenigstens soweit erklärt, als es überhaupt der Erklärung fähig sei, und gerade von diesem Gesichtspunkte aus hat man wohl geglaubt, man könne die ganze Pathologie in der pathologischen Anatomie aufgehen lassen. Die mannigfachen Bestrebungen dieser Art, die in neuester Zeit, wo die pathologische Anatomie sich einer so besonders eifrigen Bearbeitung erfreut, aus solchem Glauben hervorgegangen sind, sind zu bekannt, als daſs es nicht hinreichen sollte, daran nur zu erinnern. Die Cellularpathologie Virchow's leistet nun auch hierin mehr, oder steckt sich wenigstens ein höheres wissenschaftliches Ziel, als sich dieſs von irgend einer andern der bisherigen Bearbeitungen der

20 *

308

pathologischen Anatomie sagen läfst, indem sie sucht, alle
materiellen Veränderungen auf ursprüngliche Veränderungen
der elementaren Zellen, aus denen auch im normalen Zustande alle Gewebe des Körpers sich entwickeln sollen, zurückzuführen, beziehentlich aus solchen ursprünglichen Veränderungen der elementaren Zellen herzuleiten. Unzweifelhaft
würde auf diesem Wege, soweit es gelingt, denselben zu verfolgen, eine höchst erfreuliche Einheit und Klarheit für unsere
Kenntnifs von den Structur- und Mischungsveränderungen des
menschlichen Körpers gewonnen werden; allein wenn wir auch
für eine bestimmte pathologische Veränderung alle Entwicklungsstufen von der ersten Abweichung der elementaren Zelle
bis zur letzten Form, deren dieselbe fähig ist, auf das Vollständigste und Genaueste erkannt hätten, so wären wir doch
immer noch in der blofsen pathologischen Anatomie; es blieben
immer noch die Fragen zu beantworten übrig, wie, unter
welchen Bedingungen, durch welche Kräfte, nach welchen Gesetzen geht jede dieser verschiedenen Entwicklungsstufen in die
auf sie folgende über, und vor allem, wie, unter welchen Bedingungen, durch welche Kräfte und nach welchen Gesetzen
erfolgte die erste Abweichung der elementaren Zelle von ihrer
Norm. Oberflächlichere Forscher sind sich des Vorhandenseins
dieser Fragen und des dringenden Bedürfnisses, sie zu beantworten, kaum oder gar nicht bewufst geworden und haben
gerade deshalb wähnen können, die pathologisch-anatomische
Kenntnifs sei nicht nur die nöthige Grundlage, sondern auch
die Summe all unseres pathologischen Wissens. Es ist aber
gerade ein unbestreitbares Verdienst Virchow's, dafs er nicht
nur überhaupt die pathologische Anatomie stets von einem
höheren und allgemeineren Gesichtspunkt aufgefafst, sondern
dieselbe namentlich auch in ihrer natürlichen und engen Verbindung mit der Physiologie bearbeitet und selbst die höchsten
und abstractesten Probleme derselben nicht selten mit schönstem
Erfolge in den Kreis seiner Forschung gezogen hat. So erhebt
er sich denn auch bei der Darstellung seiner Cellular-Pathologie, die uns hier beschäftigt, gleich im Beginne weit

309

über den Standpunkt des blofsen pathologischen Anatomen, und
es sind nothwendiger Weise gerade die schwierigsten Fragen,
die Fragen nach den eigenthümlichen Kräften der lebenden
organischen Substanz, also nach den Lebenskräften der einzelnen
Gewebe, namentlich auch der elementaren Zellen, sowie nach
dem Begriff und Wesen des organischen Lebens überhaupt, die
ihm beim ersten Betreten des eigentlich physiologischen Gebietes begegnen und auf deren Beantwortung er seine Cellular-
pathologie aufzubauen sucht. Dafs es sich nun hierbei um
wirkliche pathologische Physiologie handelt, wird Niemand bestreiten können; ob es meinem geehrten Freunde aber gelungen
ist, sich auch hier von aller apriorischen oder willkührlichen
Speculation frei zu erhalten, und ob seine Cellular-Pathologie
andererseits nicht doch einige deutliche Spuren ihrer etwas
einseitigen Abstammung von der pathologischen Anatomie an
sich trägt, diefs möglichst unbefangen zu untersuchen, wird der
Gegenstand der folgenden Blätter sein.

Virchow weist mit vollem Recht darauf hin, dafs der
lebende organische Körper im Ganzen sowohl, wie in seinen
einzelnsten Theilen, sich doch ganz anders verhält, als irgend
eine todte unorganische Substanz, und er ereifert sich sogar
einigermafsen über die Oberflächlichkeit, die dieses nicht anerkennen will, und meint, man müsse doch einmal die naturwissenschaftliche Prüderie aufgeben, in den Lebensvorgängen
durchaus nur ein mechanisches Resultat der den constituirenden
Körpertheilen inhärirenden Molecularkräfte zu sehen. „So wenig
eine Kanonenkugel, — fährt er p. 23. fort, — sich durch die
Kräfte, die ihr inne wohnen, bewegt und so wenig die Kraft,
mit der sie andere Körper trifft, eine einfache Resultante der
Eigenschaften ihrer Substanz ist; so wenig die Himmelskörper
sich durch sich selbst bewegen oder die Kraft ihrer Bewegung
einfach aus ihrer Form und Mischung abgeleitet werden kann:
so wenig sind auch die Lebenserscheinungen ganz und gar
durch die Eigenschaften der die einzelnen Theile zusammensetzenden Substanz zu erklären." Virchow sieht mithin das
organische „Leben" für eine innere, fortdauernde, aber mit-

310

getheilte Bewegung an, die von Generation auf Generation
übertragen, den letzten und inneren Grund abgiebt für alle
Eigenthümlichkeiten in dem Verhalten der organischen Wesen,
und die sich namentlich als formative und nutritive Bewegung äufsert. Es ist nur consequent, wenn er demnach
dieses Leben in den einzelnen Theilen, namentlich in den
elementaren Zellen des Organismus sucht, — da ja nur durch
die Keimzelle des Eies dieses Leben von einer Generation zur
andern übertragen werden kann, — und es ist wenigstens leicht
begreiflich, — wenn auch hier ein kleiner Sprung in der Schlufsfolgerung nicht zu verkennen ist, — dafs er nun weiterhin auch
das, was man von jeher als das Eigenthümlichste des organischen Lebens betrachtet und als Erregbarkeit, Irritabilität
und Excitabilität bezeichnet hat, namentlich auch für die
elementaren Zellen in Anspruch nimmt, während man diese
Erregbarkeit bisher bald nur dem lebenden Organismus als
Ganzem, bald vorzugsweise der Muskelfaser, bald ausschliefslich
dem Nervensystem u. s. w. zuschrieb.

Ich hatte diese Auffassung des Lebens, wie sie von
Virchow seiner Cellularpathologie zu Grunde gelegt wird,
als einen Rückfall in den früheren abstracten Vitalismus
bezeichnet, den man in unseren Tagen glücklich überwunden
glauben durfte, und ich mufs auch nach den neuesten Erläute-
rungen meines geehrten Freundes bei dieser Ansicht beharren.
Es scheint mir nämlich, als ob Virchow einen wesentlichen
Unterschied übersehen hätte, den wir auch in Betreff des organischen Lebens machen müssen. Wie an allem Andern, so
müssen wir auch an dem, was wir Leben nennen, ein Inneres
und ein Aeufseres, und insofern das Leben Bewegung ist, den
inneren wesentlichen Grund dieser Bewegung und die wirklich
in die Erscheinung tretende Bewegung selbst unterscheiden.
Es dürfte nun nicht ganz richtig sein, das organische Leben
einfach als eine fortdauernde innere Bewegung zu definiren.
Man hat von jeher, und mit vollem Recht, auch von einem
latenten, ruhenden Leben gesprochen. Wenn ein Saamenkorn unbestimmte Zeit, selbst Jahrhunderte lang unverändert

311

seine Keimkraft bewahrt, so ist es sicher lebendig, und unter
geeigneten Verhältnissen beginnt es augenblicklich auch sein
Leben zu äufsern; aber es ist ebenso sicher, dafs es während
dieser langen Zeit nicht in fortdauernder innerer Bewegung
und Veränderung begriffen ist. Die ihm inwohnenden Kräfte
müssen zwar auch thätig sein, denn es wäre ein logischer
Unsinn, sich eine unthätige Kraft zu denken; allein ihre Thätigkeit besteht nur darin, dafs sie sich im vollkommenen Gleichgewicht erhalten, und der Ausdruck dieses vollkommenen
Gleichgewichts der inneren Kräfte ist die eigenthümliche Form,
die allem organisch Lebendigen zukommt. Virchow hat
insofern ganz Recht, wenn er sagt, dafs das Leben sich nur
in concreter Form zu äufsern vermöge. Durch diese bestimmte
Form unterscheidet sich aber nicht nur alles organisch
Lebendige von dem Unorganischen, sondern es ist auch eben
so gewifs, dafs wir nie im Stande sein werden, nach blofs
physikalischen und chemischen Gesetzen und aus den Molecularkräften der die organische Substanz constituirenden Theile die
Entstehung dieser bestimmten Formen und mithin der eigenthümlichen Zusammensetzung der Kräfte zu erklären, die in
diesen lebendigen Formen ihren gesetzlichen Ausdruck findet.
Ich stimme deshalb auch mit Virchow hinsichtlich des von
ihm aufgestellten Satzes: *omnis cellula e cellula,* vollkommen
überein; denn wenn dieser Satz auch empirisch noch lange
nicht durchgehends und vollständig erwiesen ist, so verträgt
doch er allein sich mit einer richtigen Ansicht vom organischen
Leben überhaupt. Wohl mögen scheinbare Zellen auch auf
andere Weise entstehen; wirklich lebendige, d. h. lebens- und
entwicklungsfähige Zellen sind wohl stets das Produkt vorher-
gegangener Zellen, das Leben in dieser Bedeutung ist stets
und ist nur das Produkt vorhergegangenen Lebens. Insofern
also ist das im Gleichgewicht befindliche, ruhende, nur in bestimmter Form sich äufsernde Leben nicht nur ein von Generation auf Generation übertragenes, und wenn wir weit genug
zurückgehen, ursprünglich erschaffenes, nicht aus sich selbst
entstandenes; sondern wir dürfen auch gar nicht versuchen,

312

dasselbe weiter zu erklären. Wir haben dasselbe einfach als
ein Gegebenes zu betrachten, dessen Eigenthümlichkeit in seinem
Verhalten und in seinen Veränderungen empirisch erforscht
werden mag.

Ganz anders aber ist diefs, wenn wir das organische Leben
in seinen weiteren Aeufserungen, in seiner wirklichen Erscheinung betrachten. Hier erst ist wirkliche, auch äufserliche
Bewegung und ebenso stetige Gleichgewichtsstörung der lebendigen Kräfte und demgemäfs stetige Veränderung der Form,
wie das latente Leben sich durch das Gleichgewicht der Kräfte
und die gleichmäfsige Erhaltung der Form auszeichnete. Hier
ist es aber auch, wo die physikalischen und chemischen Gesetze ganz allgemein und ausschliefslich Geltung haben, denn
diese Lebensäufserungen sind überall nur das Produkt des
Zusammen- und Gegeneinanderwirkens der in der organischen
Form im Gleichgewicht befindlichen Kräfte einerseits und der
nur nach physikalischen und chemischen Gesetzen wirkenden,
unendlich mannigfachen äufseren Agentien andererseits. Lotze
hat schon in seiner allgemeinen Pathologie die richtige Bemerkung gemacht, es werde keinem Astronomen einfallen, die erste
Entstehung der Himmelskörper und ihre bestimmte Anordnung
in Sonnen- und Planetensysteme nach den Gesetzen der Gravitation erklären zu wollen; aber es zweifle auch kein Astronom
daran, dafs die fortdauernde Bewegung, der Lauf der Himmelskörper, nachdem diese Anordnung einmal gegeben ist, nur nach
den Gesetzen der Gravitation erfolge. In gleicher Weise nun
könne kein verständiger Physiologe sich unterfangen, die erste
Entstehung des Lebens aus blos physikalischen und chemischen
Gesetzen herleiten zu wollen; aber es dürfe auch kein tiefer
blickender Physiologe daran zweifeln, dafs das einmal vor-
handene Leben in allen seinen Aeufserungen und selbst in der
ihm eigenthümlichen steten Wiedererzeugung nur von physikalischen und chemischen Kräften und nach physikalischen und
chemischen Gesetzen regiert wird.

Fassen wir nun das Leben in dieser zweiten Bedeutung
auf, — und um sie handelt es sich doch allein bei den Lebens-

313

äufserungen, mit denen die Physiologie und Pathologie sich
zu beschäftigen hat, während das Leben in der ersten Bedeutung vielmehr ein Gegenstand der Naturphilosophie und der
Metaphysik ist, — so ist das Leben zunächst nicht Selbsterregung, nicht Spontaneität; denn eine solche kommt in
der ganzen Natur nicht vor; vielmehr herrscht in ihr überall
und allezeit das Gesetz der Causalität mit unerbittlicher Strenge.
Das Leben ist zweitens aber auch nicht ein durch die äufseren
Lebensreize gleichsam nur erzwungener Zustand, wie eine
frühere Erregungstheorie dasselbe auffafste, d. h. das organische
Leben hat nicht den wesentlichen Grund seines Bestehens und
Wirkens aufser sich, sondern in sich. Die stete Bewegung des
Lebens ist aber drittens auch nicht eine bei seiner ersten Entstehung ihm nur mitgetheilte, und von da an und in Folge
dieser Mittheilung fortdauernde, die durch fremde äufsere Einwirkungen nur etwa gehemmt, oder beschleunigt, oder von
ihrer normalen Richtung mehr oder weniger abgelenkt werden
kann; — und in dieser Beziehung irrt Virchow ebensosehr,
wenn er die Lebensbewegung mit der Bewegung einer abgeschossenen Kanonenkugel, als wenn er sie mit der Bewegung
der Himmelskörper vergleicht —; sondern das organische Leben
ist überall und in jedem Zeitmoment das Produkt zweier Factoren,
eines inneren und eines äufseren. Den inneren, wesentlichsten,
und bis auf einen gewissen Grad bleibenden Factor bildet die
lebendige Form, das Produkt vorhergegangenen Lebens, — sei
es eine einzelne organische Zelle oder ein noch so zusammen-
gesetzter lebender Organismus, — welche lebendige Form auf
dem Gleichgewicht der in eigenthümlicher Zusammensetzung
in ihr befindlichen Molecularkräfte beruht, und sich so zu erhalten, oder wenn irgendwie gestört, wieder herzustellen strebt.
Den äufseren, nicht minder nothwendigen, aber stets und au
das mannigfachste wechselnden Factor des organischen Lebens
bilden die Einwirkungen der äufseren Natur mit ihren sogenannten Lebensreizen, die stets nur nach physikalischen und
chemischen Gesetzen erfolgen können, weil in der äufseren
unorganischen Natur jedenfalls keine anderen Kräfte herrschen

314

als physikalische und chemische. Das Leben ist hiernach allerdings nicht blofs Erregung, aber es mufs stets erregt werden,
und zu irgend einer Aeufserung kommt es nur durch die Erregung. Das Saamenkorn, das mehrere tausend Jahre in einem
Mumienkasten unverändert sich erhält und dann in dem warmen
und feuchten Boden alsbald keimt, blieb nicht deswegen ohne
alle Lebensäufserung, weil etwa die bei seiner Entstehung ihm
mitgetheilte Lebensbewegung von aufsen gewaltsam gehemmt
und verhindert wurde, sondern umgekehrt weil es an den
äufseren Lebensreizen fehlte, die einen nothwendigen Factor
jeder, auch der geringsten Lebensäufserung abgeben.

Von diesem Standpunkte aus läfst sich nun auch leicht
die ganze Aufgabe der Wissenschaften vom organischen Leben,
der Anatomie und der Physiologie, und das Verhältnifs
beider zu einander übersehen. Die Anatomie lehrt uns die
lebendigen Formen im Grofsen wie im Kleinen und die Mischungen kennen, auf denen diese Formen beruhen. Auch die
Anatomie ist eine Wissenschaft des organischen Lebens; allein
selbst abgesehen davon, dafs sie die Formen und Mischungen
meistens zerstören mufs, um sie ihrer inneren und genaueren
Beschaffenheit nach zu erkennen, ist es doch nur die uns ab-
gewandte, verborgenste, unserer Einsicht gänzlich verschlossene
und nur an ihren Produkten erkennbare Seite des organischen
Lebens, mit der sie es zu thun hat; und insofern man das
Leben nur als wirkliche und äufsere Bewegung auffafst, hat
man wohl dahin kommen können, die Anatomie, die sich allerdings nur mit den ruhenden Produkten des Lebens beschäftigt,
als eine Wissenschaft des Unlebendigen, des Todten anzusehen
und ihr, gegenüber der Physiologie, als der eigentlichen Wissenschaft des Lebens, gleichsam eine niedere Stufe anzuweisen.
Wie unbegründet diefs übrigens ist, bedarf keiner Erörterung;
denn gerade die Anatomie, namentlich als vergleichende Anatomie im weitesten Sinne, ist es, die uns den unendlichen
Reichthum und die unerschöpfliche Mannigfaltigkeit des organischen Lebens aufschliefst. — Die Physiologie dagegen,
und zwar die normale, wie die pathologische, hat es mit den

315

Veränderungen der organischen Form und den damit unzertrennlich verbundenen Lebensäufserungen zu thun. Ihr Gegenstand ist allerdings das organische Leben selbst, aber doch nur die äufsere, uns zugewendete Seite desselben, das Leben, das wir als das Produkt des inneren Lebensgrundes und der äufseren Lebensreize bezeichnet haben. Die Physiologie ist somit entschieden eine Wissenschaft des organischen Lebens, aber insofern die äufseren Lebensreize, deren Einwirkung auf die organische belebte Form, mit allen daran sich knüpfenden Folgen sie zu erforschen hat, nur mit physikalischen und chemischen Kräften begabt sind und nur nach physikalischen und chemischen Gesetzen sich thätig erweisen können, tritt gerade die Physiologie doch auch vollständig in die Reihe der übrigen Naturwissenschaften, der Physik und der Chemie. Wie diese die Form- und Mischungsveränderungen zu erforschen haben, welche die einfachen und zusammengesetzten unorganischen Atome und die daraus gebildeten Körper unter und durch einander erfahren, so erforscht die Physiologie die Form- und Mischungsveränderungen, welche die viel zusammengesetzteren organischen Atome und die durch das Leben daraus gebildeten Körper unter dem Einflufs physikalischer und chemischer Einwirkungen erleiden. Wollte man demnach, — wozu übrigens kein Grund vorhanden ist, auf die Verschiedenheit der organischen und unorganischen Natur einen Rangunterschied der mit ihnen sich beschäftigenden Wissenschaften gründen, so ist unverkennbar, dafs die Anatomie, namentlich soweit ihre Beschäftigung mit den organischen Formen geht, es nur und ausschliefslich mit der organischen Natur zu thun hat, während die Physiologie in der That nur Physik und Chemie in ihrer Anwendung auf die lebendige organische Form ist. Für die Anatomie sind Physik und Chemie nur Vorbereitungs- und Hülfswissenschaften, während die Physiologie dieselben als integrirende Theile in sich aufzunehmen hat.

Nach diesen Vorausschickungen wird es auch leicht sein, sich darüber zu verständigen, was man von der Reizbarkeit zu halten hat, die man, seit man überhaupt gelernt hat orga-

316

nische und unorganische Körper genauer und schärfer zu unterscheiden, stets als die eigenthümlichste und ganz charakteristische Eigenschaft des organischen Lebens angesehen hat
und die auch in der neuen Cellularpathologie Virchow's
wieder eine so hervorragende Rolle spielt. Ganz allgemein aus-
gedrückt kann man unter dieser organischen Reizbarkeit doch
nichts Anderes verstehen und hat darunter ursprünglich auch
nichts Anderes verstehen wollen, als die eigenthümliche Weise,
mit der lebende organische Körper gegen äußere chemische
und physikalische Einwirkungen reagiren. Daß man dabei
freilich nicht stehen geblieben ist, daß man vielmehr im vor-
eiligen Streben nach einem theoretischen Abschluß diese Reizbarkeit alsbald zu einer eigenthümlichen, nur den lebenden
Organismen zukommenden und deshalb vitalen Kraft ge-
stempelt, diese Kraft mehr oder weniger personificirt und dieser
personificirten Kraft wiederum allerlei weitere Eigenschaften
auf bloß speculativem Wege und mit grenzenloser Willkühr
angedichtet hat, ist allgemein bekannt und braucht hier nicht
weiter erörtert zu werden. Die Irrthümer und die nachtheiligen
Folgen dieses abstracten und speculativen Vitalismus habe ich
schon vor fünfzehn Jahren an einem anderen Orte ausführlicher
geschildert *). Hat aber die ganze Physiologie nur die Aufgabe,
die Art und Weise zu erforschen, wie die organischen Körper
sich gegenüber den physikalischen und chemischen Einwirkungen
der Außenwelt verhalten, d. h. die Veränderungen kennen zu
lernen, welche die organische Form und Mischung durch diese
physikalischen und chemischen Einwirkungen erleidet, und die
bald als bloß functionelle, bald als formative und nutritive Bewegung oder Thätigkeit sich kund geben, somit alle Lebensäußerungen bedingen, so leuchtet von selbst ein, daß auf den
verschiedenen Entwickelungsstufen, welche die physiologische
Wissenschaft durchzumachen hat, der Begriff selbst, den man
mit der organischen Reizbarkeit verbindet, aber namentlich auch

---

*) Dr. G. A. Spiess, J. B. van Helmont's Syst. d. Medicin, verglichen mit
den bedeutenderen Systemen älterer und neuerer Zeit; ein Beitrag zur Entwicklungsgeschichte medicinischer Theorien. Frankfurt a. M. 1840.

317

der Umfang, in dem man dieselbe statuirt, ein sehr verschiedener und wechselnder sein mufs. Die organische Reizbarkeit
ist ja nicht ein schon Bekanntes; sie ist im Gegentheil, — wie
schon frühere Vitalisten selbst anerkannt haben, ohne freilich
danach zu handeln, — in allen Stücken dem x der Mathema-
tiker zu vergleichen, d. h. sie ist eine ganz unbekannte Gröfse,
deren Werth durch die Wissenschaft erst bestimmt werden soll.
Je weiter deshalb die physiologische Wissenschaft fortschreitet,
d. h. je genauer und je umfassender sie die physikalischen und
chemischen Veränderungen der organischen Formen, auf denen
alle Lebensäufserungen beruhen, kennen lernt, um so schärfer
wird sie allerdings den Begriff der organischen Reizbarkeit
fassen, aber um so enger wird sie auch die Kreise ziehen, in
denen von dieser organischen Reizbarkeit noch die Rede zu
sein braucht, um endlich ihre sämmtlichen Erscheinungen in
den allgemeinen physikalischen und chemischen Naturerschei-
nungen aufgehen zu lassen; um so mehr wird von dem unbekannten x in bestimmte Zahlen aufgelöst werden, bis dasselbe
endlich ganz aus der Rechnung verschwindet.

Soweit ist nun freilich die heutige Wissenschaft noch lange
nicht gekommen. Demungeachtet läfst sich die Aufgabe derselben auch jetzt schon bestimmt erkennen, und deshalb darf
man auch fordern, dafs dieselbe stets und mit klarem Bewufst-
sein im Auge behalten werde. Werfen wir nun einen nur
flüchtigen Blick auf den heutigen Stand der Physiologie und
sehen wir, wie weit der Begriff der organischen Reizbarkeit
schon bestimmt und beschränkt ist.

An der eigenthümlichen Reizbarkeit der Nerven kann
Niemand zweifeln. Durch tausendfältige und alltäglich leicht
zu wiederholende Beobachtungen und Versuche ist es unwidersprechlich dargethan, dafs ein gesunder und lebendiger Nerv
durch eine jede ihn treffende Einwirkung, sei sie mechanischer
oder chemischer Natur oder unter Umständen auch selbst Nerventhätigkeit, in eine ihm eigenthümliche Thätigkeit versetzt
wird, mithin eine ihm eigenthümliche Veränderung erleidet, die
sich je nach den Verhältnissen durch Hervorrufung sehr ver-

318

schiedener weiterer Veränderungen und Thätigkeiten kund giebt.
Gerade dafs die verschiedenartigsten Einwirkungen, und doch
auch wieder eine jede für sich und ohne alle sonstige Beihülfe
ganz dieselbe Veränderung und Thätigkeit in dem Nerven hervorruft, zwingt uns zu der Annahme, dafs der wesentliche
Grund derselben in der Beschaffenheit des Nerven selbst liege
und berechtigt uns, die äufseren Ursachen der Nerventhätigkeit
nur allgemein als Reize, als blofse Erregungsmittel derselben
zu bezeichnen. Aber auch diese Reizbarkeit der Nerven ist
noch ein unbekanntes x, das uns vielleicht nur deshalb als ein
Einfaches erscheint, weil es noch nicht hinlänglich erforscht
ist; und sollten z. B. die neueren Untersuchungen Dubois'
wirklich zu der Erkenntnifs führen, dafs die eigenthümliche
Thätigkeit der Nerven ganz oder auch nur theilweise auf elek-
trischen Strömen beruht, die durch Molecularveränderungen der
Nervensubstanz hervorgerufen werden, so würde in demselben
Grade der Begriff der eigenthümlichen Nervenreizbarkeit zu
beschränken sein, ihre Lehre würde vielleicht gänzlich in der
allgemeinen Lehre von der Elektricität aufzugehen haben. Anders und schon verwickelter ist das Verhältnifs bei der Reizbarkeit der Muskeln. Ursprünglich gelangte man zu dem
Begriff der Muskelreizbarkeit ganz in derselben Weise, wie man
zu dem der Nervenreizbarkeit gelangte. Man sah, dafs gesunde,
lebendige Muskelfasern und den Muskeln ähnliche Fasern auf
die verschiedensten äufseren Einwirkungen hin sich in eigenthümlicher Weise zusammenzogen und verkürzten. Man fand
aber auch bald, dafs diefs in den meisten Fällen wenigstens
nicht ohne anderweitige Beihülfe geschah; man lernte die Mitwirkung der Nerventhätigkeit bei der Muskelcontraction kennen.
Dafs der wesentliche Grund dieser Muskelcontraction in dem
Muskel selbst, in dessen lebendiger Form und Mischung und
nicht in dem ihn erregenden Nerven liegt, versteht sich von
selbst, und Niemand wird behaupten wollen, dafs die Nerventhätigkeit anderswo, als in Muskeln oder doch muskelähnlichen
Gebilden Muskelzusammenziehung bewirken könne. Wunderlicher Weise aber hat man, seit die Mitwirkung der Nerven-

319

thätigkeit bei der Muskelcontraction erkannt, und in dem Grade,
als sie genauer erforscht worden ist, gleichsam seine ganze
Kraft darauf gerichtet, die Unabhängigkeit der Muskelreizbarkeit von der Nerventhätigkeit zu beweisen, statt dafs man
hätte zu erforschen suchen sollen, in welcher Weise denn die
Muskelcontraction durch das Zusammenwirken des Muskels
und des Nerven zu Stande kommt. Und wenn man hier und
da im lebenden Organismus, — wie diefs nicht zu bestreiten
ist — muskelähnlichen Bewegungen und Zusammenziehungen
begegnete, die wenigstens allem Anscheine nach ohne Mitwirkung der Nerven zu Stande kommen, so hat man in gleich
wunderlicher Verkehrtheit diefs stets benutzt, um die Selbstständigkeit der Muskelreizbarkeit und die Unabhängigkeit der
Muskelthätigkeit von den Nerven, auch da wo diese offenbar
vorhanden sind, zu beweisen, statt dafs es sich in diesen Fällen
doch nur darum handeln konnte, die anderweitigen Bedingungen
aufzusuchen, die hier ähnliche Bewegungen hervorrufen, wie
wir sie anderswo durch Nerveneinflufs entstehen sehen, und
deren Wirkungsweise zu erforschen. Der abstracte Vitalismus
ist aber auch heutzutage noch mit dem Wissen der meisten
Physiologen und Aerzte so fest und innig verwachsen, dafs
ihnen die organische Reizbarkeit als ein sicheres und sehr
werthvolles Besitzthum erscheint, das man sich um keinen
Preis schmälern, beschränken oder gar rauben lassen darf,
während sie doch umgekehrt die unbekannte Gröfse ist, die
wir nur in dem Grade uns zu eigen machen und zur weiteren
Benutzung gewinnen, in welchem wir sie auflösen und vernichten. Insoweit wir die Mitwirkung der Nerventhätigkeit bei
der Muskelzusammenziehung kennen lernen, beschränken wir
zwar, erkennen wir aber auch die Muskelreizbarkeit. Giebt es
aber wirklich Muskelbewegungen, die ohne die Mitwirkung der
Nerven zu Stande kommen, so ist auch hier nicht bei dem
Begriffe der Muskelreizbarkeit stehen zu bleiben, sondern man
mufs nicht nur die anderweitigen Bedingungen aufsuchen, die
in ihrem Zusammenwirken mit der Muskelfaser dieselbe Zu-

320

sammenziehung hervorrufen, sondern mufs auch die Art und
Weise zu erforschen suchen, in welcher dieses geschieht.

Noch ungleich verwickelter freilich und in demselben Grade
schwieriger zu erforschen werden die Lebenserscheinungen,
wenn wir die übrigen Similartheile des Körpers ins Auge fassen,
auf deren Veränderungen die mannigfachen Vorgänge der Ernährung beruhen, wie auf den Veränderungen der Nerven
und Muskeln die Vorgänge der Empfindung und der Muskel-
Bewegung beruhen. Ziehen wir hier auch, nach Virchow's
Vorgang, nur die elementaren Zellen in Betracht, und nehmen
wir einmal an, nicht nur dafs alle organischen Gewebe ursprünglich aus Zellen entstehen, sondern dafs aufser dem Wachsthum
auch alle Erhaltung des Organismus, alle Absonderung und
Anbildung wesentlich Zellenthätigkeit ist, so sind uns zunächst
noch nicht einmal die Veränderungen selbst in nur einiger
Vollständigkeit und thatsächlich bekannt, um deren Beurtheilung
es sich hier handelt und durch die jene verschiedenen Ernäh-
rungsthätigkeiten bedingt werden. Wir sehen allerdings Zellen
wachsen und sich vermehren, sowie in Fasern u. s. w. sich
umbilden; aber die einzelnen Entwicklungsstufen der verschiedenen Gewebe sind uns zum Theil noch ganz unbekannt, oder
es herrschen doch darüber noch sehr verschiedene Ansichten.
Wir nehmen auch mit grofser Wahrscheinlichkeit an, dafs ein
vager Austausch von Stoffen zwischen dem flüssigen Inhalt
der bläschenartigen Zellen und der letztere umspülenden Inter-
cellularflüssigkeit stattfindet, und müssen demnach auch vor-
aussetzen, dafs die Zellenwände bald mehr, bald weniger durchgängig für diese oder jene Stoffe werden; — der gesammte
organisch-chemische Prozefs, dessen Produkte und Folgen sich
in mannigfacher Weise so deutlich uns kund geben, und der
alle Ernährung, das Wachsthum, wie die Erhaltung des Körpers,
stetig begleitet oder derselben zu Grunde liegt, besteht ja nur
in diesem en- und exosmotischen Austausch von Stoffen, der
wenigstens gröfstentheils innerhalb der organischen Zellen vor
sich gehen mag. Ueber alles Einzelne dieser Veränderungen
in und an den organischen Zellen haben wir aber doch nur

321

mehr oder weniger begründete und nach allen Seiten hin noch
sehr unbestimmte Vermuthungen. — Fragen wir nun nach den
Bedingungen, durch welche diese Veränderungen in und an
den Zellen hervorgerufen werden, — und wir können allerdings
mit diesen Fragen nicht warten bis diese Veränderungen selbst,
ihrer äufseren Erscheinung nach, uns vollständig werden bekannt sein, so bescheiden wir deshalb auch in unseren Hoffnungen hinsichtlich der zu erwartenden Antworten werden sein
müssen, — so versteht es sich wiederum von selbst, dafs der
wesentliche und innere Grund all dieser Veränderungen in den
Zellen selbst, in der lebendigen Form und Mischung derselben
enthalten sein mufs, weil diese Veränderungen ja nur an und
in den Zellen vorkommen, — gerade wie der wesentliche Grund
der Muskelbewegung nur in dem Muskel selbst zu suchen ist,
an dem allein wir die eigenthümliche Zusammenziehung beob-
achten. Und will man diesem innern Grund, oder diesem
Inbegriff aller der Eigenschaften, vermöge deren die Zellen
solcher Veränderungen fähig sind, einen Namen geben, und
ihn als Reizbarkeit, Irritabilität oder Excitabilität der Zellen
bezeichnen, so ist dagegen nicht viel zu erinnern. Man ver-
gesse dabei nur nie, dafs diese Reizbarkeit der Zelle nur das
unbekannte x ist, das die Wissenschaft zu zerlegen und auf-
zulösen hat, wenn sie es nach seinem wirklichen Werth erkennen will. Wenn man dagegen an dieser Reizbarkeit mehr
als einen blofsen Namen, wenn man daran den vollen und
hinlänglichen Grund der an den Zellen vorkommenden Veränderungen zu haben glaubt, dieselbe somit als Erklärungs-
princip für diese Veränderungen gebraucht, so verfällt man
in alle Fehler des früheren abstracten Vitalismus, d. h. man
übersieht nur allzuleicht die andern äufseren, aber nicht minder
wichtigen Bedingungen, die erst in ihrem Zusammenwirken mit
jenem innern Lebensgrund die wirklichen Lebensäufserungen
hervorrufen, ja man verschliefst sich förmlich den Weg zur
richtigen Erkenntnifs dieser äufseren Bedingungen; denn wer
da hat, wie sollte der noch suchen? —

322

Dieser Gefahr vitalistischer Verirrung scheint mir nun auch
die Cellularpathologie Virchow's in hohem Grade ausgesetzt zu sein, wenn ich auch nicht zweifle, dafs deren Begründer selbst, der sich schon durch so viele exacte Forschungen
verdient gemacht und als einen der Verfechter einer streng
naturwissenschaftlichen Methode sich stets dargestellt hat, wohl
wissen wird, derselben zu entgehen oder sich vor derselben
zu schützen. Offenbar liegt dieser ganzen Cellularpathologie
der folgende Satz zu Grunde: Wie der Nerv durch jede physikalische oder chemische äufsere Einwirkung, ohne alle weitere
Beihülfe, zu der ihm eigenen Thätigkeit angeregt wird, und
wie der Muskel auf jeden äufseren ihn treffenden Reiz, auch
ohne alle Mitwirkung der Nerventhätigkeit, sich zusammenzieht,
so vermag auch eine jede organische Zelle, vermöge der ihr
eignen Reizbarkeit, durch physikalische und chemische Einwirkungen zu einer erhöhten Lebensäufserung angeregt zu werden,
und erst die Folge dieser unmittelbar erfolgenden Erregung
ist vermehrte Aufnahme von Ernährungsmaterial, weiterhin
Kern- und Zellentheilung, Gewebswucherung u. s. w. Man
sieht gleich, es liegt hier ganz derselbe Streit vor, der so lange
und so resultatlos über die Muskelreizbarkeit und deren Verhältnifs zu der Nerventhätigkeit geführt worden ist. Es gilt
den Beweis zu führen, dafs die Zellenthätigkeit, auf der alle
Ernährung zuletzt beruht, eine selbstständige ist, dafs die Zellen,
auch ganz abgesehen von der organischen Verbindung, in der
sie nun einmal allein vorkommen, oder doch primär auf blofse
absolut äufsere Anregung hin das ihnen eigenthümliche Leben
äufsern können. Aber hat denn dieser Streit irgend einen
praktischen Zweck? Durch den stets wieder von Neuem auf-
tauchenden Streit über die Selbstständigkeit der Muskelreizbarkeit haben wir weder über die Beschaffenheit der Muskeln,
noch über die besondere Thätigkeitsweise derselben irgend
etwas gelernt; höchstens wäre den Verfechtern der selbstständigen Muskelreizbarkeit das zweifelhafte Verdienst zuzuschreiben,
durch ihren Widerspruch die Abhängigkeit aller Muskelbewegung
von den Nerven, jedenfalls das Verhältnifs beider zu einander

323

zu immer vollständigerer Erkenntnifs gebracht zu haben. Diejenigen, die sich an einer unabhängigen Muskelreizbarkeit genügen liefsen, sind es wahrlich nicht gewesen, die z. B. die
Herznerven entdeckt haben. Anderes aber als eine gänzliche
Fruchtlosigkeit, vielleicht auch wirkliche Hemmung der Wissenschaft, oder doch höchstens Förderung durch den Widerspruch,
läfst sich auch von dem ganz ähnlichen Streit über eine angeblich selbstständige Reizbarkeit der Zellen nicht erwarten.
Thatsache ist es, und zwar eine Thatsache, der auch Virchow
nicht widersprechen wird, dafs im Allgemeinen das den Körper
durchkreisende Blut in sehr naher Beziehung zu der Ernährungsthätigkeit steht und dafs auch den Nerven ein mächtiger
Einflufs auf dieselbe, sei dieser nun ein unmittelbarer oder ein
irgendwie vermittelter, nicht abzusprechen ist, — kurz dafs die
Ernährung in ganz ähnlicher Weise auf dem Zusammenwirken
der eigenthümlich geformten Zellen einerseits und des Blutes
und der Gefäfsnerven andererseits beruht, wie die Muskelbewegung durch das Zusammenwirken der eigenthümlich geformten Muskeln und der motorischen Nerven zu Stande kommt.
Es kann deshalb die Aufgabe hier doch auch nur die sein, in
welchem Verhältnifs diese drei Momente der Ernährung zu
einander stehen, welchen Einflufs das Blut und die Gefäfs-
nerventhätigkeit auf die Zellen ausüben, wie sie diese Zellen
zu Lebensäufserungen bestimmen, und — sofern sich dabei
thatsächlich ergeben sollte, dafs Veränderungen der Zellen auch
primär und ohne Mitwirkung von Blut und Nerv vorkommen,
welches die weiteren Bedingungen dieser Veränderungen sind
und wie dieselben wirken.

    Man glaubt aber vielleicht, gerade das unendlich Ver-
wickelte in den Verhältnissen des lebenden Organismus mache
es unerläfslich nothwendig, behufs der Untersuchung das Einzelne zu trennen und möglichst zu isoliren, und wenn wir erst
die Eigenschaften und Thätigkeiten des Einzelnen kennten,
würden wir um so leichter und um so richtiger auch das
Zusammenwirken verstehen, wie es in der Zusammensetzung
zu kleineren und gröfseren Ganzen in der Wirklichkeit vor-

                                                              21 *

324

kommt. Wenn eine solche Trennung und Isolirung nur möglich wäre. Wie will man aber einen Muskel von dem ihm angehörigen Bewegungsnerven oder irgend eine lebende organische Zelle aus ihrer innigen Verbindung mit den Körpersäften trennen, ohne sie zu zerstören? Gerade diese organische Verbindung ist ja ebenso sehr ein Ausdruck des Gesammtlebens des Organismus, wie die Form jedes besonderen Elementes der Ausdruck des Einzellebens desselben ist, und beide bedingen sich gegenseitig. So schwierig demnach auch die Untersuchung der Lebenserscheinungen gerade dadurch wird, dafs die Verhältnisse, unter denen sie zu Stande kommen, so vielfach zusammengesetzte und verwickelte sind, so kann und darf man sich doch der Aufgabe nicht entziehen, stets das Ganze im Auge zu behalten; denn jede Trennung des Zusammengehörigen, jede nur einseitige Betrachtung führt hier stets zu Irrthümern. Und mehr als irgendwo sonst gilt diefs von den Lebensäufserungen der Ernährung, die von allen die verwickeltsten Verhältnisse darbieten. Man darf hier nicht hoffen, die Einsicht irgendwie zu fördern, wenn man z. B. dem unverkennbaren Einflusse der Nerven auf dieselben, wenn auch nur einstweilen seine Augen verschliefst, oder gar von der wesentlichen Mitwirkung der Säftebewegung absieht; sondern stets mufs von allen Seiten und gleichzeitig die Untersuchung geführt werden.

Doch prüfen wir die einzelnen Thatsachen, durch welche Virchow die Selbstständigkeit der Zellenreizbarkeit und der Zellenthätigkeit, und namentlich ihre Unabhängigkeit von dem Blute und den Nerven glaubt erweisen zu können. Virchow hatte schon in seiner schätzbaren Abhandlung über die parenchymatöse Entzündung (s. dieses Archiv Bd. IV. p. 261.) eine Reihe interessanter Versuche mitgetheilt über die Wirkung verschiedener Entzündungsreize auf die Mitte der Hornhaut und die Knorpel. An der Mitte der Hornhaut, die ganz ohne Nerven ist, sowie an den Knorpeln, die selbst keine Gefäfse besitzen, glaubte er Theile des Organismus gefunden zu haben, die der Einwirkung des Blutes und der Nerven gänzlich entgegen seien, und an denen deshalb das selbstständige Verhalten der

325

Zellen sich vollständig und sicher müsse studiren lassen. Er
fand nun in der That, dafs die verschiedensten mechanischen
und chemischen Einwirkungen ganz eigenthümliche und sich
stets gleichbleibende Veränderungen der an diesen Stellen vorhandenen Zellen zur Folge hatten, indem dieselben in der
nächsten Umgebung der stattgehabten Reizung bald anfingen
sich zu vergröfsern, durch Kern- und Zellentheilung sich zu
vermehren, kurz zu wuchern, woraus denn mannigfache weitere
Ernährungsstörungen sich ergaben. Virchow sah bekanntlich
in diesen Veränderungen das Wesentliche der Entzündung und
zog daraus die Schlufsfolgerung, dafs die Entzündung wesentlich Ernährungsstörung sei und auch ohne alle Theilnahme der
Circulation und der Nerven vorkommen könne. Auf dieselben
Versuche bezieht sich Virchow auch wieder in der hier in
Rede stehenden Abhandlung, ja er gründet recht eigentlich auf
sie und auf die durch sie angeblich bewiesene Selbstständigkeit
und Unabhängigkeit der Zellenreizbarkeit seine ganze Cellular-
pathologie, die die Pathologie der Zukunft sein soll. Er
fügt aber noch einen weiteren Beweis hinzu, indem er sagt:
(l. c. p. 36.) „Gleichwie ein Pflanzentheil da, wo er einer häufigen
Reibung, einer Verletzung, einem fortdauernden chemischen Reiz
ausgesetzt ist, sich vergröfsert, und z. B. ein Insectenstich eine
Geschwulst, eine Galle hervorruft, so bedingt auch die Einwirkung einer mechanischen, chemischen oder wie sonst gearteten Reizung an den thierischen Geweben Vergröfserung,
Wachsthum, endlich Neubildung."
 Halten wir uns zunächst an dem Beispiel der vegetabili-
schen Galle, da bei den Pflanzen die Verhältnisse am einfachsten
sind, da hier Nerven gänzlich fehlen und die Blutcirculation
der Thiere durch eine blofse Zellencirculation ersetzt ist. Wir
wollen nicht darauf zurückkommen, dafs die Annahme der
eigenthümlichen Reizbarkeit der Zelle, die den vollständigen
Grund der geschilderten Veränderungen enthalten soll, das
Zustandekommen derselben in keiner Weise erklärt, sondern
nur bezeichnet. Wohl aber dürfen wir fragen, ob diese Annahme nicht eine apriorische und willkührliche Speculation ist,

326

zu der die vorliegenden Thatsachen nicht einmal berechtigen, wie viel weniger nöthigen, und von der in der Cellularpathologie Virchow's keine Rede sein sollte. Und sollten nicht bei dem zu erklärenden Vorgang in Folge und zu Gunsten dieser vorgefafsten speculativen Idee sehr nahe liegende mechanische und chemische Bedingungen übersehen worden sein? Wenn aus der Rinde eines Baumes ein Stück herausgeschnitten wird, so mufs die Saftcirculation in den nun frei liegenden Zellen in ganz anderer Weise erfolgen als früher. Es fehlt der normale äufsere Widerstand, den im unverletzten Zustand die Rinde und deren Epidermis leisten; es wird mithin nach ganz mechanischen Gesetzen der Pflanzensaft nach der verletzten Stelle in gröfserer Menge sich hindrängen müssen, und wenn nun bei dem fortschreitenden Wachsthum des Baumes die Schnittwunden in bekannter Weise wuchern, so ist diefs vielleicht nur die Folge dieses verstärkten Zuströmens von Nahrungssäften; jedenfalls werden wir eine so wichtige mechanische Bedingung nicht aufser Acht lassen und uns mit einer angeblichen Zellenreizbarkeit begnügen dürfen, auf die allein der äufsere Eingriff und zwar erregend gewirkt haben und deren Erregung das vermehrte Zuströmen von Saft erst zur Folge haben soll. Wenn aber ein Insectenstich eine vegetabilische Galle erzeugt, so wurde ohne Zweifel durch diesen Stich ein eigenthümliches chemisches Gift in die Pflanze gebracht, das einen veränderten, wahrscheinlich auch wegen seiner Fremdartigkeit einen gesteigerten chemischen Prozefs in den betroffenen Pflanzenzellen hervorrufen mufs, und es würde doch zunächst zu untersuchen sein, ob nicht dieser veränderte und zugleich gesteigerte chemische Prozefs hinreicht, um ebenfalls, — nur in anderer Weise, als der früher erwähnte Schnitt, ein stärkeres Zuströmen der Säfte und damit die je nach der Verschiedenheit des eingebrachten Giftes auch sehr verschiedene und eigenthümliche Wucherung der Pflanzenzellen zu bewirken. Wir wollen hiermit nicht behaupten, dafs dieses die wirklichen oder gar die alleinigen Bedingungen der in Rede stehenden Veränderungen seien; — bei der Verletzung der Baumrinde

327

z. B. ist gewifs auch nicht zu übersehen, dafs dadurch dem
Sauerstoff der Luft eine viel stärkere Einwirkung auf die blofs-
gelegten Pflanzenzellen gestattet wird. Wir wollen hierdurch
nur darauf aufmerksam machen, wie leicht die voreilige speculative Annahme einer solchen R e i z b a r k e i t, weit davon entfernt, die Vorgänge irgendwie zu erklären, uns sogar verhindert,
die wirklich vorhandenen mechanischen Bedingungen der Lebenserscheinungen gehörig zu würdigen, vielleicht gar sie überhaupt zu sehen.

In ganz ähnlicher Weise dürfte es sich nun auch bei der
Einwirkung angeblicher Entzündungsreize auf die Mitte der
Hornhaut und auf die nur mit Zellencirculation versehenen oder
nur von entfernteren Gefäfsen aus mit Ernährungsflüssigkeit
durchtränkten Knorpel verhalten. Ob die angeführten äufseren
Schädlichkeiten hier überhaupt als R e i z e wirken, ist jedenfalls
noch sehr die Frage. Dafs sie dagegen mechanisch und chemisch wirken und demgemäfs auch die Bedingungen wesentlich
ändern müssen, unter denen im normalen Zustand die Zellen
das ihnen eigenthümliche Leben allein äufsern, sowie dafs zu
diesen normalen Bedingungen ganz wesentlich die Bewegung
der Säfte gehört, aus denen die Zellen das Material für ihre
Ernährung und ihr Wachsthum entnehmen, dürfte wohl nicht
zu bestreiten sein. Dann aber müfste es doch vor Allem gelten,
erst den Einflufs dieser durch die äufseren Einwirkungen unmittelbar veränderten Bedingungen auf das Verhalten der Zellen
kennen zu lernen, ehe wir in diesen selbst und in einer denselben eigenthümlichen Reizbarkeit, die den vollen Grund dieser
Veränderungen enthalten soll, die Erklärung der beobachteten
Erscheinungen suchen. V i r c h o w bedient sich noch eines
anderen Beispieles, um seine Annahme einer besonderen Zellenreizbarkeit zu begründen, wenn er p. 32. anführt, bei den mit
vitaler Autonomie begabten Zellen geschehe die Neubildung
junger Elemente aus den präexistirenden Theilen unter ganz
ähnlichen Verhältnissen, wie die Furchung und Theilung des
Eies nach der Einwirkung des Saamens. Es hat zwar immer
etwas sehr Mifsliches, einen dunklen Vorgang mit einem anderen

328

ebenso dunklen Vorgang erklären zu wollen, und die erste
Entstehung organischer Wesen gehört bekanntlich zu den aller-
schwierigsten und noch gar mancher Aufhellung bedürftigen
Problemen der Physiologie. Dem ungeachtet wird auch dieses
Beispiel bei näherer Betrachtung eher dazu dienen, Virchow's
Ansichten zu widerlegen, als dieselben zu bestätigen. Zunächst
nämlich wird das thierische Ei nicht durch einen jeden beliebigen, mechanischen oder chemischen Reiz, wie ein solcher
zur Erregung der Zellenwucherung hinreichend sein soll, sondern nur durch einen ganz bestimmten, selbst wieder eigens
beschaffenen Saamen befruchtet. So lange wir ferner über
den Vorgang der Befruchtung nichts Weiteres wußten, als
daß der männliche Saamen mit dem weiblichen Ei zusammen-
kommen muß, wenn letzteres sich entwickeln soll, war und
blieb dieser Vorgang gänzlich unerklärt und alle Redensarten
über Contactwirkung, Erregung u. s. w. vermochten daran nicht
das Mindeste zu ändern. Erst in neuester Zeit ist uns bekanntlich ein geringes Licht in dieser Beziehung aufgegangen, indem
es durch die wichtige Entdeckung über das Eindringen der
Saamenfäden in das Ei, wie über die zellige Natur der Saamenfäden selbst wenigstens sehr wahrscheinlich gemacht worden
ist, daß es sich auch bei der Befruchtung des Eies nicht um
bloße vitale Erregung, sondern um wirkliche materielle Vermischung, um chemischen Stoffaustausch zwischen bestimmten
Elementargebilden handelt. — Allein die Befruchtung des Eies
reicht ja auch bekanntlich nicht einmal hin, um die Entwicklung desselben auch nur anzuregen. Gewiß werden durch die
Vermischung des Saamens mit dem Ei bestimmte Veränderungen in dem letzteren bewirkt, die unerläßliche Vorbedingung für die weitere Entwicklung desselben sind; allein zu
den dem Ei eigenthümlichen Lebensäußerungen, als deren ersten
Anfang wir die Furchung und Theilung des Dotters ansehen,
gelangt dasselbe durch die bloße Befruchtung noch nicht.
Auch das befruchtete Hühnerei erhält sich entwicklungsfähig
aber unverändert eine kürzere oder längere Zeit, und erst wenn
die Brütwärme anhaltend und gleichmäßig auf dasselbe ein-

329

wirkt und durch ihren chemischen Einfluſs die erforderlichen
materiellen Zersetzungen und Verbindungen theils ermöglicht,
theils wirklich einleitet, tritt die wirkliche Lebensäuſserung des
Eies, die Entwicklung und das Wachsthum des neuen organischen Wesens ein, wozu der der Eizelle beigegebene Dotter
alles bis zu einem gewissen Zeitpunkte erforderliche Ernährungsmaterial darbietet. Wo wir aber ein Ei unmittelbar nach
seiner Befruchtung seine naturgemäſse Entwicklung beginnen
sehen, da geschieht dieſs, weil dasselbe an einem Orte sich
befindet oder an einen Ort hingebracht wird, der bald durch
diese, bald durch jene organische Einrichtung die erforderlichen
äuſseren, physikalischen und chemischen Bedingungen, Wärme
und Nahrung in reichlichem Maaſse darbietet, und wir dürfen
nicht zweifeln, es sind nur diese äuſseren Bedingungen, die in
ihrem Zusammenwirken mit dem eigens beschaffenen Ei nach
physikalischen und chemischen Gesetzen das bis dahin latente
Leben desselben zur wirklichen Lebensäuſserung bringen und
alle weitere Entwicklung desselben, auf welcher Stufe dieselbe
sich auch befinden mag, ebenso stetig unterhalten und bewirken.

So sehen wir die organische Zelle auch da, wo sie sich
unter den einfachsten Verhältnissen befindet, wo sie keinem
anhaltenden Blutstrome ausgesetzt und wo sie jeglicher Innervation entrückt ist, dennoch in steter und vollständiger Abhängigkeit von den äuſseren Einwirkungen; und es ist nicht
eine bloſse vitale Erregung, die sie durch diese äuſseren Einwirkungen erfährt und die einmal entstanden sich durch eigene
innere Kraft erhält und von der alle weiteren Veränderungen
an der Zelle selbst und in ihrer Umgebung ausgehen, sondern
alle diese Veränderungen sind erst das Product des Zusammenwirkens der Zellen und ihrer ganzen Umgebung, und dieses
Zusammenwirken kann nur nach physikalischen und chemischen
Gesetzen erfolgen, weil die Umgebung der lebenden Zelle nur
mit physikalischen und chemischen Kräften begabt ist, und wir
dürfen nicht hoffen, jene Veränderungen in und an den Zellen,
ihr Zustandekommen und ihr weiteres Wirken, kurz die eigentlichen Lebensäuſserungen der Zelle richtig zu verstehen, wenn

330

wir sie aus dieser ihrer natürlichen Verbindung herausreifsen,
wenn wir die äufseren materiellen Bedingungen aufser Acht
lassen, die allein und ohne Unterlafs jene Lebensäufserungen
einleiten und unterhalten.

Verhält sich diefs nun so unter den einfachsten Verhältnissen, wie viel mehr denn unter den unendlich verwickelten
der höheren thierischen Organisation, wo wir die organischen
Zellen in innigster und nächster Berührung mit einer zwar
anhaltenden, aber doch den mannigfachsten quantitativen und
qualitativen Veränderungen unterworfenen Blutcirculation und
unter dem entschiedenen, sei es nur mittelbaren oder selbst
unmittelbaren Einflufs der eigenthümlichen Nerventhätigkeit
finden. Man kann über die erste Blutbewegung im bebrüteten
Ei, die selbst vor der Bildung der Gefäfse eintritt, zweifelhaft
sein, und kann dadurch verleitet werden, den Grund dieser Bewegung in dem Blute selbst zu suchen, dieselbe als eine eigenthümliche und selbstständige, wenn auch nur von dem elter-
lichen Organismus mitgetheilte Lebensbewegung anzusehen.
Wenn man sich dadurch aber auch bis dahin verleiten läfst,
dafs man auch in dem entwickelten Thiere die Blutbewegung
nur als Selbstbewegung auffafst und darüber den wunderbaren
Mechanismus der Herz- und Gefäfsthätigkeit gänzlich übersieht,
der hier freilich in viel augenscheinlicherer Weise nach physikalischen Gesetzen bewirkt, was bei der ersten Blutbewegung
wahrscheinlich nur Folge einer verborgeneren chemischen Wirkung ist, dann setzt man sich jedenfalls mit den offenbarsten Thatsachen in einen schreienden Widerspruch. In einen ähnlichen
Widerspruch würde man gerathen, wenn man das Dasein der
Herznerven aufser Acht lassen und die Bewegung des Herzens
als blofse Aeufserung der lebendigen Muskelreizbarkeit ansehen
wollte, weil es muskelähnliche Bewegungen im Organismus
giebt, die unabhängig vom Nerveneinflufs zu Stande kommen
und die deshalb in gewissem Betracht auf eine selbstständige
lebendige Muskelreizbarkeit schliefsen lassen. Viel anders aber
verhält es sich auch nicht, wenn man die Zellenthätigkeit, auf
der alle Ernährung beruht, als eine selbstständige oder doch

331

primäre, als eine von dem mütterlichen Organismus mitgetheilte
eigenthümliche Lebensbewegung ansieht, und darüber die ganz
wesentlichen äufseren Bedingungen dieser Lebensthätigkeit mehr
oder weniger aufser Acht läfst, und wenn man demgemäfs die
krankhaften Ernährungsstörungen als primäre Abweichungen
dieser eigenthümlichen Lebensbewegung der Zellen, wohl gar
nur als krankhafte Erregungen, die sich stets durch Zellenwucherung äufsern sollen, zu erklären sich bemüht.

Es kann hier natürlich nicht meine Aufgabe sein, darzu-
thun, in welcher Weise nun das Blut und die aus demselben
stammende Ernährungsflüssigkeit, sei es physikalisch oder
chemisch, die Zellenthätigkeit anregt und verändert, sowie
andererseits den Einflufs zu schildern, den die Nerventhätigkeit
mittelbar und unmittelbar darauf übt. Es ist diefs eben Gegenstand der gesammten, normalen wie pathologischen Physiologie.
Wenn man aber alle Ernährungsstörungen wesentlich als primäre Veränderungen in der Thätigkeit der organischen Zellen
darzustellen sucht, wie diefs offenbar das Streben der neuen
Cellularpathologie ist, so erscheint mir diefs doch nicht
viel anders, als wollte man alle Störungen der Bewegung,
Krämpfe und Lähmungen, in gleicher Weise von einer primären
Veränderung der eigenthümlichen Muskelreizbarkeit herleiten.
Unstreitig giebt es Bewegungsstörungen, nämlich manche Arten
von Lähmungen, die auf einer krankhaft veränderten Structur
oder auf gänzlicher Zerstörung der Muskelsubstanz selbst beruhen. Andere Muskellähmungen dagegen hängen entschieden
von mangelnder Innervation ab, und es ist, wenigstens in
neuerer Zeit, wohl noch Niemandem eingefallen, auch die
Krämpfe und Convulsionen, ohne alle Berücksichtigung der
Nerven, als blofse Aeufserungen einer irgendwie krankhaft erregten Muskelreizbarkeit zu erklären. In gleicher Weise nun
wird gewifs Niemand bestreiten wollen, dafs, wie alle anderen
Theile des Körpers, auch die einzelnen organischen Zellen durch
äufsere Schädlichkeiten unmittelbar betroffen und verändert
werden und dafs dadurch manche Ernährungsstörungen bedingt
werden können. Ob dadurch aber zunächst etwas Anderes

332

als Zerstörung der unendlich kleinen und fein organisirten
organischen Zellen bewirkt wird, ist jedenfalls noch sehr die
Frage, und wenn man recht mikroskopisch denkt, wird
man es vielleicht selbst sehr wahrscheinlich finden, daß auch
der feinste Nadelstich in die Hornhaut und der kleinste Tropfen
Schwefelsäure weit mehr als eine organische Zelle gänzlich
vernichtet, und es bliebe dann jedenfalls erst zu untersuchen,
in welcher Weise die normalen Bedingungen der Ernährung
durch einen solchen gewaltsamen Eingriff verändert werden,
und ob nicht die weiterhin beobachteten Veränderungen, die
auf eine gesteigerte Thätigkeit hindeuten, statt unmittelbare
Folgen der äußeren Einwirkung zu sein, nur secundäre oder
noch entferntere Folgen jener Veränderungen sind, die die normalen Bedingungen der Ernährung durch jenen Eingriff erfahren haben.

Von dem mächtigen Einfluß der Nerventhätigkeit auf die
Ernährung wollen wir hier noch gar nicht reden. Wenn aber
Virchow, um die Unabhängigkeit und Selbstständigkeit der
Ernährungsstörungen, die der Angelpunkt seiner Cellularpathologie ist, noch weiter zu begründen, p. 35. meint, es ergebe
sich durch eine vorurtheilsfreie Prüfung der Thatsachen, daß
eine directe active Steigerung der Ernährung nach den bisherigen Erfahrungen nirgends auf vermehrte Innervation zurückgeführt werden könne; so möchte ich unmaaßgeblich darauf
antworten: „Suchet, so werdet ihr finden." Es ist bei
der so verwickelten Natur der organischen Verhältnisse allerdings sehr schwierig, Thatsachen aufzufinden oder auf dem
Wege des Versuchs herzustellen, die so einfach sind, daß sie
nur einerlei Deutung zulassen, und am meisten gilt dieß be-
greiflicher Weise von der Nerventhätigkeit, die als die höchste
der organischen Thätigkeiten überall erst da auftritt, wo andere
untergeordnetere Thätigkeiten schon in mannigfacher Wirksamkeit sind. Allein man hat auch bisher die Aufmerksamkeit noch
viel zu wenig gerade auf diesen Gegenstand hingelenkt; ja
man hat denselben wohl absichtlich bei Seite liegen lassen und
hat geglaubt, sich die Aufgabe zu erleichtern, wenn man erst

333

einmal alle die anderen Bedingungen der Ernährung möglichst
zu erforschen suche. Als ob eine complicirte Rechnung jemals,
auch nur bis auf einen gewissen Punkt, zu lösen wäre, wenn
man einen wichtigen Faktor derselben ganz aufser Acht läfst.
Dafs aber die Nerventhätigkeit einen vielfachen und mächtigen
Einflufs auf die Ernährung übt, wird auch von Niemand be-
stritten, — am wenigsten von den Aerzten, die sich stets mehr
mit den Gesammtäufserungen des organischen Lebens, mit der
innigen Verkettung der einzelnen Lebenserscheinungen zu beschäftigen haben, als die Physiologen oder Anatomen; und über
den mittelbaren Einflufs, den die Nerven als Gefäfsbewe-
gungsnerven auf die Ernährung üben, sind auch wohl alle
Physiologen im Wesentlichen einig. Dem unbefangenen Blicke
begegnen aber auch gar manche Erscheinungen im physiologischen, wie im pathologischen Zustand, wo eine Steigerung
der Ernährung auf das Entschiedenste mit gesteigerter Nerventhätigkeit in Beziehung zu stehen scheint, wenn es auch, wie
gesagt, sehr schwierig ist, in solchen Fällen einen bestimmten,
unzweideutigen Beweis zu führen. Endlich aber hat Ludwig
bekanntlich einen solchen Beweis wirklich geführt; denn die
Vermehrung der Speichelabsonderung, die derselbe durch Reizung der zu den Speicheldrüsen gehenden Nerven bewirkte,
und von der er so scharfsinnig nachwies, dafs sie nicht einmal
blofs von dem vasomotorischen Einflufs der Nerven herrühren
könne, dafs sie mithin selbst auf eine directere Beziehung der
Nerventhätigkeit zur Ernährung hindeute, wenn er auch mit
lobenswerther Vorsicht diese Beziehung nicht näher zu bezeichnen wagte, ist doch auch wohl ein Akt gesteigerter
Ernährung.

Es führt mich diefs zum Schlufs auf einen Punkt, wo der
neue Vitalismus Virchow's seine nahe Verwandtschaft mit
dem früheren Vitalismus auf das Augenscheinlichste kund thut.
Es ist nämlich von jeher eine Eigenthümlichkeit des abstracten
und speculativen Vitalismus und eine nothwendige Folge des
ihm zu Grunde liegenden fehlerhaften Princips gewesen, dafs
er nicht nur die nächstliegenden wirklichen Bedingungen der

334

Erscheinungen mehr oder weniger aufser Acht gelassen, sondern dafs er sich nicht selten auch der Consequenz wegen gezwungen gesehen hat, die Dinge, — man erlaube mir diesen
Ausdruck — gerade auf den Kopf zu stellen, und es wäre
leicht, aus der früheren Geschichte des Vitalismus treffende
Beispiele hierfür in hinlänglicher Zahl anzuführen.

Auch Virchow verkennt nicht den mächtigen und mannigfachen Einflufs der Nerventhätigkeit auf die verschiedenen
Vorgänge der Ernährung. Er kann selbst nicht leugnen, dafs
es eine ursprünglich gesteigerte Nerventhätigkeit ist, die z. B.
dem Fieber, manchen Entzündungen und sonstigen mit gesteigerter Ernährungsthätigkeit einhergehenden Krankheitsvorgängen
zu Grunde liegt, schon weil die äufseren Ursachen derselben,
die Fieber- und Entzündungsreize grofsentheils solche sind, von
denen wir wissen, dafs sie die Nerventhätigkeit nicht lähmen,
sondern erregen, und dafs sie deshalb in sensitiven Nerven
Schmerz, in motorischen Muskelzuckung bewirken. Demungeachtet soll die krankhafte Steigerung der Ernährungsthätigkeit
im Fieber und in der Entzündung nicht Folge einer gesteigerten,
sondern, insofern die Nerven überhaupt dabei betheiligt sind,
umgekehrt einer verminderten Thätigkeit der Gefäfsnerven sein.
Den scheinbaren Widerspruch aber, der hierin liegt, löst Virchow
durch die Annahme, die Fieber- und Entzündungsreize wirkten
zunächst nur auf cerebrospinale Nerven, und zwar erregend,
die Thätigkeit derselben steigernd; diese so gesteigerte Nerventhätigkeit aber wirke von den Nervencentren, namentlich vom
Rückenmark aus lähmend auf die Gefäfsnerven. Virchow
sieht nämlich, — und er hat diefs schon in seiner speciellen
Pathologie und Therapie an verschiedenen Stellen zu begründen
versucht — das Ganglien- oder Gefäfsnervensystem nur als
einen Moderator der selbstständigen und im Wesentlichen
unabhängigen, d. h. nur aus eigner, innerer Kraft thätigen Ernährung an, dessen Wirksamkeit darin besteht, dafs er durch
seine Thätigkeit, und in um so höheren Grade, je mehr er sich
thätig erweist, die selbstständige Ernährungsthätigkeit in gewissen Schranken erhält, hemmt und begrenzt, während die

335

Ernährungsthätigkeit, von der Thätigkeit dieses Moderators befreit, d. h. bei Verminderung oder gänzlicher Lähmung der Gangliennerventhätigkeit, in wildem, ungeregeltem Laufe sich selbst und den Organismus verzehren und vernichten soll. Nach nur einigermafsen zuverlässigen Beweisen für diese jedenfalls sehr auffallende und von der bisherigen Anschauungsweise sehr abweichenden Annahme, — die überdiefs wohl Jeder mit uns mehr als ein Resultat der Speculation als der nüchternen Empirie ansehen wird, — sieht man sich vergeblich um. Die einzige Analogie, auf die sich diese Annahme stützt, bietet die interessante von Weber entdeckte Thatsache, dafs das Herz durch Reizung des Vagus zum Stillstehen gebracht wird, während es nach Durchschneidung oder Lähmung desselben mit verdoppelter Geschwindigkeit schlägt, eine Thatsache, die allerdings den Vagus in gewissem Betracht als einen Moderator der Herzthätigkeit erscheinen läfst, die aber selbst noch ganz unerklärt ist, die den verschiedensten Deutungen hinsichtlich der Art und Weise, wie dieser moderirende Einflufs geübt wird, unterliegt und die deshalb sehr wenig geeignet sein dürfte, um jetzt schon irgend etwas Anderes darauf zu bauen.

Es zeigt sich übrigens auch hier wieder die schon mehrmals hervorgehobene durchgreifende Analogie, die zwischen der neuen Lehre Virchow's von der Zellenreizbarkeit und der Lehre von der selbstständigen Muskelreizbarkeit besteht. Ein namhafter Physiologe und Verfechter der unabhängigen Muskelreizbarkeit hat erst in neuester Zeit den Gedanken gehabt, auch die Bewegungsnerven der Muskeln nur als Moderatoren der Muskelreizbarkeit anzusehen, und hat demgemäfs angenommen, bei der Muskelzusammenziehung seien die Bewegungsnerven in Unthätigkeit und ihre Thätigkeit äufsere sich vielmehr als Muskelruhe. Auch dafür lassen sich Gründe anführen, wie denn nach einem bekannten Ausspruch des Philosophen Hegel keine Behauptung der Art ist, dafs nicht mehr oder weniger gewichtige Gründe zu ihrer Unterstützung sich beibringen liefsen. Dem ungeachtet hat der erwähnte Physiologe, soviel mir bekannt ist, jenen Gedanken nicht weiter verfolgt, und

336

einstweilen gilt es noch für ausgemacht, dafs die Thätigkeit der Bewegungsnerven den mit eigenthümlicher Reizbarkeit begabten Muskel zur Zusammenziehung anregt, und nicht umgekehrt.

Es kann hier nicht der Ort sein, im Einzelnen nachzuweisen, zu welchen ganz unlöslichen Widersprüchen diese Annahme, wonach die Gefäfsnerven nur Moderatoren der Ernährungsthätigkeit in dem angegebenen Sinn sein sollen, hinführt, und wie dadurch die einfachsten und alltäglichsten Erscheinungen weit mehr verdunkelt als aufgeklärt werden. Mein geehrter Freund wird selbst aber nicht bestreiten wollen, dafs diese seine Annahme ganz wesentlich durch seine vitalistische Auffassung des Zellenlebens bedingt, dafs sie im Grunde nur ein Ausflufs, eine nothwendige Consequenz der den organischen Zellen zugeschriebenen vitalen Autonomie ist.

Diefs sind die Zweifel und Bedenken, die ich in Betreff der neuen Cellularpathologie Virchow's hege, und die ich um so offener und um so freimüthiger ausgesprochen habe, je mehr ich mir bewufst bin, nur die Wahrheit zu suchen und jeder weiteren Belehrung zugänglich zu sein und je mehr ich die Ueberzeugung habe, dafs in wissenschaftlichen Fragen ein ehrlich geführter Kampf nur Nutzen bringen kann. Die Verschiedenheit der Ansichten aber, die mich in diesem Punkte von meinem geehrten Freunde trennt, bezieht sich auch nicht auf Einzelnes, das gar häufig bald so bald anders sich deuten läfst und wo die gröfsere Wahrscheinlichkeit bald mehr für die eine, bald mehr für die andere Seite spricht, sondern sie bezieht sich auf die eigentliche Grundlage unserer Wissenschaft und auf die zu befolgende Methode der Forschung, — kurz sie ist nicht blofse Verschiedenheit, sondern wirklicher Gegensatz, bei dem das Recht nur auf der einen oder auf der anderen Seite sein kann. Darf ich mir nun schmeicheln, schon durch meine frühere nur gelegentliche Bemerkung gegen den neuen Vitalismus Virchow's, diesem die Veranlassung gegeben zu haben, in der hier in Rede stehenden Abhandlung seine Cellularpathologie näher zu begründen, so darf ich auch wohl hoffen, dafs

337

er die hier ausführlicher erörterten Zweifel und Bedenken zu
lösen und zu beseitigen suchen wird.

Zum Schluß aber mögen mir nur noch wenige Worte
vergönnt sein über die Humoral- und Solidarpathologie, die
Virchow seiner Cellularpathologie gegenüberstellt und die er,
soweit sie wirklich berechtigt sind, in seiner Cellularpathologie,
als in einer höheren Einheit, glaubt verschmolzen und vereinigt
zu haben.

Eine Humoralpathologie, die nur in krankhaften Veränderungen der Säfte des Körpers oder wohl gar nur in dem
Vorwalten des einen oder des andern der willkührlich ange-
nommenen Elementar-Flüssigkeiten desselben nicht nur wichtige
Ursachen, sondern den ganzen Grund und das Wesen aller
Krankheiten zu erkennen wähnte, konnte natürlich nur in der
allerersten Kindheit der Wissenschaft, wo jede Einsicht in den
Bau und die Thätigkeitsweise des lebenden Organismus noch
mangelte, zur Geltung gelangen; und ein ganz Gleiches gilt
von der ersten Solidarpathologie, die denselben Grund und
das Wesen aller Krankheiten in dem Strictum und Laxum oder
in sonstigen Veränderungen der verschiedenen festen Körper-
theile suchte. Diese älteste Humoralpathologie und Solidarpathologie hat bekanntlich Galen schon so weit verschmolzen,
als sich dieß thun ließ. Nach dem Wiederaufleben der Wissenschaft haben dann Humoral- und Solidarpathologien, die stets
neben einander hergingen und neben einander hergehen mußten,
abwechselnd einen Vorrang und einen größeren Einfluß erlangt,
je nachdem es, bei dem langsamen Gange, mit dem die genauere Erkenntniß des lebenden Organismus allein fortschreiten
konnte, bald mehr die chemische, bald mehr die mechanische
oder überhaupt physikalische Seite desselben war, welche die
Forscher vorzugsweise beschäftigte. Allein erst mit dem, für
alle Folgezeit wichtigen Streit über die Muskelreizbarkeit, der
mit dem Namen des großen Haller so eng verknüpft ist, beginnt wie die wissenschaftliche Physiologie, so auch die eigentlich wissenschaftliche Pathologie; und wie dieser Streit vorzugsweise dazu gedient hat und noch bis auf den heutigen

338

Tag dazu dient, die hohe Bedeutung des Nervensystems für
den lebenden Organismus immer genauer, aber auch in immer
weiteren Kreisen zu erkennen, so konnte auch diese erste
wissenschaftliche Pathologie keine andere als eine Nervenpathologie sein. Daſs dieser ursprünglichen Nervenpathologie,
deren hauptsächlicher Begründer Cullen war, tausend Mängel
und Gebrechen und gar manche Unklarheiten anhafteten, daſs
auch sie sich weit über Gebühr erhob, indem sie wähnte, blofs
vom Nervensystem aus alle Krankheiten erklären zu können,
weil man in dem Irrthum befangen war, nur die Nerven seien
das eigenthümlich Belebte und Belebende im Organismus, —
wer sollte das nicht zugestehen, wer wollte das aber auch
anders als natürlich finden? Andererseits aber lag schon in
dieser ersten Nervenpathologie ein wahrhaft wissenschaftlicher
und darum auch für alle Zeiten dauernder Kern, der sich nur
zu entwickeln brauchte, um den sich alle weiteren Ergebnisse
der Wissenschaft, je nach ihrem Werth und ihrer verschiedenen
Bedeutung gruppiren muſsten. Die ganze neuere Physiologie
hat die Richtung und kann keine andere Richtung haben, als
das Verhalten aller einzelnen und einzelnsten Theile des lebenden
Organismus zum Nervensystem immer mehr zu ergründen.
Sie wird darum nicht ausschliefslich Nervenphysiologie, denn
man hält mit Recht heutzutage die Nerven nicht mehr für das
allein Belebte und Belebende im Organismus. Wohl aber erkennt man mehr und mehr, daſs das Nervensystem allein das
dauernde Verbindungsglied im thierischen Organismus ist, durch
das alle einzelnen Theile desselben zu einem bestimmten Ganzen
vereinigt werden, durch das die Einheit des lebenden Organismus allein vermittelt wird, und daſs mithin alle wirklichen
Lebensthätigkeiten, d. h. alle Thätigkeiten, bei denen der lebende
Organismus als Ganzes in einer oder der andern Weise betheiligt ist, nicht ohne eine Mitwirkung der Nerven zu Stande
kommen. In entsprechender Weise nun hat auch die Pathologie
die Aufgabe, allerdings auch alle Veränderungen der Form und
der Mischung zu erforschen, die an den einzelnen und einzelnsten Theilen des Organismus vorkommen, aber zugleich auch

339

deren Verhältnifs zum Nervensystem; und insofern es sich in
der Pathologie nicht um blofse Form- und Mischungsänderungen, sondern ganz wesentlich um Veränderungen der Lebensthätigkeiten in dem oben angegebenen Sinne handelt, ist die
Mitwirkung der Nerven dabei keinen Augenblick aus den Augen
zu lassen. Wir reden dabei einer einseitigen Nervenpathologie
in keiner Weise das Wort; aber jedes Bestreben, die Pathologie in entschiedenem Gegensatz zur Nervenpathologie zu
bearbeiten, können wir nur als ein irriges bezeichnen, denn es
kann sich nur darum handeln, die ursprüngliche Nervenpathologie zu berichtigen, zu erweitern, näher zu begründen, allerdings aber auch vielfach zu beschränken und gerade durch
solche Beschränkung näher zu bestimmen. Kein Einsichtiger
wird verkennen, wie grofse und mannigfache Wichtigkeit die
Veränderungen des Blutes für die Entstehung der verschiedensten krankhaften Lebensvorgänge haben müssen. Wer aber
heutzutage noch glaubt, in solchen Veränderungen des Blutes
den Schlüssel zum Verständnifs aller Krankheiten zu haben,
und an einer Humoralpathologie sich genügen läfst, und
wäre sie auch besser und mehr empirisch begründet, als die
Krasenlehre, die noch vor Kurzem so viele Köpfe verrückt,
aber freilich auch ihr ephemeres Dasein schon ziemlich geendigt
hat, der beweist dadurch nur, dafs er weder von der Physiologie, noch von der Entwicklungsgeschichte der Medizin eine
nur einigermafsen begründete Kenntnifs hat; denn anders wäre
ein solcher Rückfall in die erste Kindheit unserer Wissenschaft
nicht zu erklären.

Gegenüber nun einer solchen Humoralpathologie müssen
wir allerdings die Cellularpathologie Virchow's als einen
entschiedenen Fortschritt begrüfsen, und wir haben ohne Zweifel
von ihr sehr wichtige und mannigfache Bereicherungen unseres
pathologischen Wissens zu erwarten; allein wie dieselbe die
längst ersehnte Vereinigung aller bisherigen Humoral- und
Solidarpathologien sein soll, wie dieselbe insbesondere auch die
Nervenpathologie in sich aufgehen lassen will, ist mir nicht
verständlich. Die Cellularpathologie mag eine grofse und

22 *

340

schöne Zukunft haben; aber sie ist, meiner unmaßgeblichen
Ansicht nach, so wenig die Pathologie der Zukunft, daß man
schon jetzt vollkommen einsieht, nicht nur daß, sondern auch
wie und in welcher Richtung man über dieselbe hinauszugehen
haben wird. Insofern die Cellularpathologie es immer nur mit
den Form- und Mischungsänderungen des lebenden Körpers zu
thun haben wird, ist und bleibt sie nur pathologische Anatomie,
und nicht Pathologie, d. h. nicht pathologische Physiologie;
und insofern sie sich zu dieser zu erheben sucht, müssen wir
sie sogar, nach allem früher Erörterten, als einen entschiedenen
Rückfall auf eine überwundene Entwicklungsstufe bezeichnen,
eben weil sie die organische Zelle aus ihrer organischen Verbindung herauszureißen, ihr Leben von den wesentlichen Bedingungen, unter denen es allein sich zu äußern vermag, zu
emancipiren sucht. Die pathologische Anatomie aber ist nur
eine der Säulen, wenn auch vielleicht die mächtigste und
wichtigste, auf denen das reiche Gebäude der pathologischen
Physiologie, die wirkliche Pathologie der Zukunft zu ruhen hat.
Und nicht nur pathologische Anatomen, sondern auch Aerzte
und Physiologen, Chemiker und Physiker und selbst Psycho-
logen und Philosophen haben alle ihre besten Kräfte zu vereinigen, um die Materialien zu diesem Gebäude herbeizuschaffen,
zu bearbeiten und an geeigneter Stelle einzufügen. Und so
wichtig auch das mikroskopische Denken sein mag, für
noch wichtiger möchten wir das streng gegenständliche
Denken dabei erachten, das sich keine unbekannten Größen
als bestimmte Faktoren unterschieben läßt. Wie unendlich
weit wir noch von dieser Pathologie der Zukunft entfernt sind,
muß jedem einleuchten, der nicht blind ist oder seine Augen
absichtlich verschließt. Auf der andern Seite ist aber auch
nicht zu verkennen, daß gewisse physiologische und pathologische Grundwahrheiten, als das Ergebniß aller bisherigen
wissenschaftlichen Forschungen vorhanden und nach allen Seiten
hinreichend festgestellt sind, die es wohl gestatten dürften, ja
die uns befähigen sollten, den Grundriß wenigstens einer
wirklichen Pathologie der Zukunft zu entwerfen, in der neben

341

der bisherigen Humoral- und Solidarpathologie auch die Cellularpathologie ihre geeignete und zwar eine recht wichtige und
ausgedehnte Stelle einnehmen, in der aber freilich auch noch
von gar manchem andern die Rede sein würde. Auch die hohe
Wichtigkeit eines solchen, von der Mehrzahl der Forscher an-
erkannten Grundrisses unserer Wissenschaft wäre nicht zu verkennen. Wie ganz anders könnte dann einer dem andern in
die Hände arbeiten; welche Zersplitterung der Kräfte könnte
vermieden, wie viel wirklicher Verlust an Kräften, durch unbe-
dachtes Gegeneinanderarbeiten entstanden, könnte erspart werden. Allein unsere Zeit hat wenig oder keinen Sinn für das
was sie systematische Wissenschaft nennt, und doch ist,
genau betrachtet, alles Unsystematische auch ebenso unwissenschaftlich. Man fürchtet sich vor Systemen, weil man dabei
immer nur an die früheren phylosophisch-speculativen Systeme
denkt, und übersieht dabei, dafs auch jede empirische Wissenschaft ihr empirisches System haben kann, ja haben mufs, wenn
sie bewufste Wissenschaft sein will. Man hat nur Sinn für
Detailforschungen und ihnen giebt man sich mit dem unermüd-
lichsten Fleifse hin und bedenkt dabei nicht, dafs es sich bei
dem Bau einer Wissenschaft doch nicht allein darum handelt,
die Bausteine an das Tageslicht zu fördern, sondern dafs dieselben auch in bestimmter Weise zu bearbeiten sind, und dafs
auch die bearbeiteten Steine sich nicht von selbst auf die ge-
hörige Weise zusammenfügen, sondern dafs einem jeden derselben seine bestimmte Stelle anzuweisen ist. Da kann es denn
freilich nicht fehlen, dafs bald dieser, bald jener Schacht sich
ergiebiger zeigt, als andere, und deshalb die fleifsigen Arbeiter
in gröfseren Massen herbeilockt, und es ist auch begreiflich
genug, wenn diese Arbeiter zu Zeiten durch besonders reiche
Schätze, die sie zu Tage förderten, sich blenden und an ihnen
sich völlig genügen lassen. Solche Ueberschätzung ruft dann
freilich in der Regel eine entsprechende Geringschätzung, einen
Mangel selbst der gebührenden Anerkennung von einer anderen
Seite hervor. Heutzutage ist es vorzugsweise die pathologische
Anatomie, die uns alle erforderlichen Belege zu diesen bei-

342

läufigen Bemerkungen liefert. Die ganze Geschichte aber, wie die Geschichte auch unserer Wissenschaft insbesondere, lehrt unwidersprechlich, dafs alle geistige Entwicklung, im Gegensatz zur materiell-natürlichen, nur durch oder doch nur mit Einseitigkeiten, wenn nicht gar durch und mit wirklichen Irrthümern fortschreitet, und so können wir auch bei den heutigen Einseitigkeiten und Irrthümern das volle Vertrauen auf die fernere Entwicklung der Wissenschaft uns bewahren, wenn wir es auch nicht stillschweigend hinnehmen könnten, wollte man uns blofse pathologisch-anatomische Bruchstücke als die Wissenschaft der Pathologie darbieten.

Printed in the United States
By Bookmasters